医療秘書教育全国協議会　編

新 医療秘書医学シリーズ

5

改訂 検査・薬理学

井上　肇　責任編集

瀧本美也・河野浩行　共著

JN085997

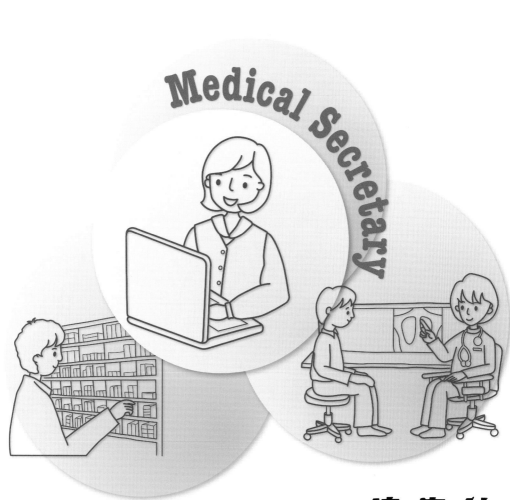

Medical Secretary

建帛社

KENPAKUSHA

新 医療秘書医学シリーズ刊行にあたって

　近年の医療技術の発展は，これまで治療は不可能と考えられてきた多くの患者さんの救命を可能にしました。ところが，絶え間のない新薬の開発，新規医療技術の確立は，高度な専門性を有した人材でないと対応できなくなり，医療スタッフおのおのの職分・職能がどんどん細分化され複雑化してきています。

　一昔前であれば，医療事務に携わる事務系職員はこういった新規技術や新薬が開発されても，粛々と保険請求業務を遂行できていたはずです。しかし，現在その様相は大きく変わろうとしています。新規技術や新薬は驚くほどに高額となり，一方で，増え続ける医療費圧縮のために，その適応や適用は複雑化し，診療報酬の請求もひとつ間違えれば，患者さんを不幸にするばかりでなく病院経営の根幹を揺るがしかねない状況になってきています。

　このような状況のもと，医療事務職員にもある一定の医学的専門知識と，その知識を生かした保険請求能力が要求されるようになっています。チーム医療が叫ばれて久しいですが，従来は医師・看護師・薬剤師などの医療スタッフとは一線を画していたと考えられる事務系職員もチーム医療の一翼を担い，患者さんの幸せと病院の健全経営にかかわる必要があることが認識されてきています。万一欠けることがあれば，病院経営どころか診療すら行えない状況です。専門性に富んだ医療秘書職（事務職）の養成は時代の要請です。

　医療秘書技能検定試験は，このような時代の要請に応えうる技能検定としてすでに25年の歴史を刻み，検定取得は学生の自己評価に役立つだけでなく，雇用側からは，修得した専門技能の判断材料として重用されてきています。

　医学的基礎知識・医療関連知識を扱う領域Ⅱに適応する教科書シリーズは，技能検定の発足とほぼ同時に刊行されていましたが，必ずしも審査基準に沿った内容ではなく，審査基準に準拠した教科書の出版が全国の医療秘書養成校から切望されていました。

　この度，教育現場・医療現場で活躍される先生方によって「新 医療秘書医学シリーズ」として編纂され，構成・内容を新たにした本シリーズは，医療秘書技能検定試験2級審査基準を踏まえた標準的テキスト（教科書）として用いられるように工夫しております。

　本シリーズで学ばれた学生さんが，漏れなく検定試験に合格され，資格を取得して，医療人として社会に貢献できる人材となることを期待して，発刊の言葉と致します。

2012年9月

聖マリアンナ医科大学

井上　肇

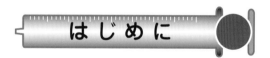

改訂にあたって

　初版が発行されてから 10 年が経ちました。社会が変化するように医療の世界も日々変化しています。何十年もの間変わらず有益な検査や薬剤もありますが，臨床検査も，処方される薬剤の種類も日々刷新されています。

　今回の改訂では使用頻度が低くなった検査や薬剤を削除し，新たに覚えておいてほしい検査や薬剤を加筆しました。

　「臨床検査」の部分では基本的なところは変わっていませんが，新しく加わった検査項目と，血清成分の略語の一部を追加変更しています。

　「薬理学」の部分では，新しく開発され，臨床に導入された薬剤を加筆しました。また，薬物療法に関するガイドラインの改定に沿った治療薬剤の変更もあります。特に抗てんかん薬，パーキンソン病治療薬，糖尿病治療薬には多くの新薬を加筆してあります。

　ここ数年，一般の方が検査や薬剤に注目することも多くなりました。今まで以上に説明を求められる場面が出てくると思います。その際，この本で学んだ内容が皆さんの一助となれば幸いです。

2022 年 8 月

瀧　本　美　也
河　野　浩　行

はじめに

　本書は，医療秘書技能検定試験・領域 II で取り扱う内容のうち検査と医薬品について，2 級レベルの審査基準を踏まえて編集されています。

　検査編では，数多くある検査の中でも皆さんが最も多く出会うであろう「臨床検査」の基礎的な部分について，できるだけわかりやすく説明しました。診療報酬の勉強をする方々は，勉強が少し進んでいくと，必ずと言ってよいほど「検査」について頭を悩ませるようです。皆さんの先輩方にも「一番イメージしづらい部分だった」と言われます。なぜでしょう？　確かに病院や健康診断で「検査をします」と言われても，どれが検査だったのか，何をされているのかわからなかったと思います。かろうじて，尿を採

iii

るよう指示されたり，血液を採られたり，レントゲンを撮ったりした覚えはあるけれど……。そして最後にいろいろな言葉や数値を書いた紙を渡され，医師から口頭で「大丈夫ですね」と言われてホッとしたはよいけれど，何がどうなって「大丈夫」だったのかはよくわからない。そんな風ではありませんでしたか？

　医療機関で働いていると「検査」と出会わない日はありません。それどころか次から次へと「検査」のために患者さんを案内したり，説明したり，会計をしたりです。実際，自分が受けたことのないような検査を患者さんに説明する必要も出てきます。もちろん，専門的な説明などは医師や看護師，検査技師が行いますが，事務職であっても検査の手順や，注意事項などはきちんと知っておき，患者さんに聞かれたときに慌てないようにしなくてはなりません。

　まずは「検査の名称を聞いて（読んで），その内容が何となく想像できる」ことを目指しましょう。あとは実践の場で「この検査をした人はこんな病名だった」，「この検査をした後はもっとほかの検査もしていた」などに気をつけ，検査の名前を一つひとつ覚えていけば，知らないうちに自分の中で診療報酬と診療と疾患と検査の関係がわかってきます。

　医療において薬物治療の位置づけは非常に重要なものです。薬は，正しく使えば，治療において大きな効果をもたらすものですが，使い方を誤れば毒でしかありません。薬剤にはそれぞれ適応症があり，原則的には決まった疾病にしか使用することができません。医療事務職の業務を行うに当たり，その薬剤が適正に使用されているかがある程度判断できることが求められます。

　実は，この10年間の日本における薬剤費の総額は5～6兆円前後で推移し，ほとんど変化していません。10数年前は，国民医療費に占める薬剤費率は30％前後でしたが，現在では20％弱です。診療報酬体系の中で国民医療費抑制政策の影響を最も大きく受けている分野であるといってもいいかもしれません。また，いわゆる一般名処方加算（薬剤の一般名を記載する処方せんを交付した場合に加算される）が，平成24年度の診療報酬改定から行われています。医療機関の経営の健全化という側面からも，薬剤についての知識は医療事務職にとって必須といえるでしょう。

　薬理編ではその手助けができるよう，できるだけ簡単にわかりやすく，薬剤と疾病との関係を説明しました。すべての薬剤，疾病をカバーしているわけではありませんが，実践に即した知識を身につけるきっかけになることを願っています。

　2012年9月

瀧 本 美 也
渡 部 雄 一

目　　次

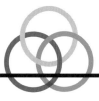

Chapter　4　　　　　　　生化学的検査　　　　20

Chapter　5　　　　　　　免疫学的検査　　　　36

薬 理 編

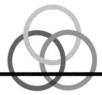

Chapter 10 　　　　ホルモン・ビタミン製剤　　132

Chapter 11 　　　貧血および血液系疾患治療薬　　136

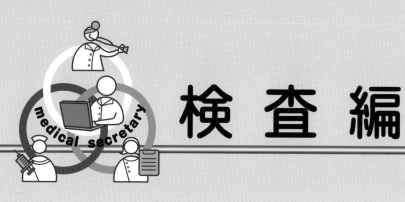

検査編

臨床検査でよく使われる単位と特殊な文字

【液体の単位】

表 記	ℓ, L	dℓ, dL	mℓ, mL
読み方	リットル	デシリットル	ミリリットル

$$1L \ = \ 10dL \ = \ 1,000mL$$

【重さの単位】

表 記	g	mg	μg	ng
読み方	グラム	ミリグラム	マイクログラム	ナノグラム

$$1g \ = \ 1,000mg \ = \ 1,000,000\mu g \ \ 1,000,000,000ng$$

$$10^3 mg \quad 10^6 \mu g \quad 10^9 ng$$

【ギリシア文字】

表 記	α	β	γ	δ	θ	λ
読み方	アルファ	ベータ	ガンマ	デルタ	シータ	ラムダ

【ローマ数字】

表 記	I	II	III	IV	V	VI	VII	VIII	IX	X	XI	XII	XIII
読み方	1	2	3	4	5	6	7	8	9	10	11	12	13

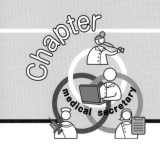

検査の基礎知識

臨床検査とは，人体から採取した「検体」「人体そのもの」を対象とし，さまざまな身体の情報を得るための手段である。検査結果は，①診断の推定，②疾患の程度の判定，③治療方針の決定，④治療効果の判定を行うための客観的な情報として利用される。

1 検体検査と生理機能検査

検体を対象とするものを検体検査，人体そのものを対象とするものを生理機能検査とよぶ（表1−1）。生理機能検査には，人体への負担が大きい侵襲的検査と少ない非侵襲的検査がある。侵襲的検査は主に医師が，また，X線を使用した検査は診療放射線技師が行うため，臨床検査には含まれない。臨床検査で人体そのものを対象とする場合は，非侵襲的検査のうち，身体の外側に機器を取りつけて行うものがほとんどである。

2 検体の種類

検体とは人体から採取され，検査に使用するものをいう。最も利用されているのは尿，便，血液だが，検査項目によって使用する検体の種類はさまざまである。人体から取り出すことができるものはすべて検体と考えてよい。

3 検査と診断の流れ

（1）1次検査

問診などでおおよその問題点が挙がったところで，その後の診断のために必要な検査を行う。診療科や患者のようすによって検査項目は変わるが，基本的検査（表1−2）によって大まかに異常を見分けることが多い。

（2）2次検査

1次検査の診断結果を確認するため，または診断がつかない場合に行われる。1次検査で異常値が出た項目，またはさらに特殊な検査項目などが選ばれる場合が多い。

（3）フォローアップのための検査

診断が確定した後に，病態の変化を知るために行われる検査。特に必要とされる検査が繰り返し行われる場合が多い。

表 1 － 1　検体検査と生理機能検査の種類と主な検査項目

検査の種類			主な検査項目
検体検査	一般的検査	尿検査	一般性状，糖，蛋白，沈渣，潜血，ケトン体
		糞便検査	一般性状，細菌，寄生虫卵，便ヘモグロビン
		脳脊髄液検査	一般性状，細胞数，蛋白，糖，細菌
		穿刺液検査	一般性状，細胞の種類，細胞診，酵素
		喀痰検査	一般性状，細菌，細胞診
		その他の分泌液検査	一般性状，量，pH，混入物
	血液検査	血液一般検査	血球数，ヘモグロビン（Hb），ヘマトクリット（Ht），血液像，血沈
		血液凝固検査	プロトロンビン時間（PT），活性化部分トロンボプラスチン時間（APTT），フィブリン分解物（FDP）
	生化学的検査	蛋白検査	総蛋白，アルブミン，グロブリン
		血糖検査	血糖値，経口ブドウ糖負荷試験（OGTT），HbA1c
		非蛋白性窒素成分検査	尿素窒素（BUN），尿酸（UA），クレアチニン，アンモニア
		脂質検査	コレステロール，中性脂肪（TG），遊離脂肪酸
		酵素検査	AST，ALT，γ-GT（γ-GTP），LDH，CK
		電解質	Na，K，Ca，Cl，Fe
		内分泌機能検査	ホルモン量，負荷テスト
		血液ガス分析	pH，O_2 分圧，CO_2 分圧，HCO_3^-
		腫瘍マーカー	AFP，CEA，CA19-9，PAP
	免疫学的検査	感染症の抗体検査	ASLO 価，梅毒血清反応，ウイルス抗体
		アレルギー検査	IgE 量，アレルゲン検査
		自己抗体検査	リウマチ因子，抗核抗体，LE 細胞
		移植免疫検査	HLA
	微生物学検査	細菌検査	塗抹検査，培養検査，薬剤感受性検査 遺伝子検査，免疫学的検査
		ウイルス検査	
		真菌検査	
		寄生虫検査	
		その他の微生物検査	
	病理検査	組織検査	
		細胞診検査	
	遺伝子・染色体検査		先天性異常の検査，腫瘍の染色体検査
	輸血検査	血液型	ABO 型，Rh 型
		抗体検査	交差適合試験，不規則抗体
生理機能検査	呼吸機能検査	スパイロメトリー	肺気量分画，強制呼出曲線，BMR
	心機能検査		血圧測定，心電図，心機図，心音図
	脳波		賦活脳波
	筋電図		誘発筋電図
	熱画像検査		
	磁気共鳴画像検査		
	眼底写真検査		
	毛細血管抵抗検査		
	経皮的血液ガス分圧検査		
	眼振電図検査		
	重心動揺計検査		
	超音波検査		

表1-2　基本的検査と検査項目

検査の種類	検査項目
1. 尿検査	色調，混濁，比重，蛋白，糖，潜血
2. 血液学検査	白血球数，ヘモグロビン，ヘマトクリット，赤血球数，赤血球指数，血小板数
3. 生化学検査	血清総蛋白，血清アルブミン，随時血糖，総コレステロール，中性脂肪，AST，ALT，LD，ALP，γ-GT，コリンエステラーゼ，尿素窒素，クレアチニン，尿酸
4. 免疫血清学検査	CRP
5. 入院時追加検査(1)	Na，K，Cl
6. 入院時追加検査(2)	HBs抗原，HCV抗体

・入院時追加検査(1)は，わが国において入院時に一般的に行われている検査である。
・入院時追加検査(2)は，当該ウイルス肝炎による新たな感染機会あるいは慢性肝炎が疑われる場合を除いて，入院，転科，転棟の際，その都度に実施しない。またSTSについては，病院内の診療規則または診療ガイドラインおよび院内感染対策等のなかで，必要に応じて日常初期診療の臨床検査項目として準用する。
出典）日本臨床検査医学会：「日常初期診療における臨床検査の使い方」に関するアドホック委員会による2017年改定案

4 検査の基礎として覚えておくべき事項

（1）緊急検査，迅速検査

　　①緊急措置を必要とする場合。②初診時に診断のために結果が必要な場合。③患者の治療状態をその日のうちに把握したい場合。④手術時に患者の状態を知りたいときに行われる。検査項目は状況によって選択されるが，表1-2に示すもののほかに診断に必要な項目を行う。検査結果は項目にもよるが，検査後10分ほど後からその日のうちに報告される。検査機器の発達により，迅速検査の可能な項目が増えている。

（2）特殊検査

　　病態をくわしく把握するための検査。結果が出るまで日にちがかかったり，医療機関によっては，その施設では行えず，患者にほかの医療機関へ受診してもらうこともある。

（3）定性検査

　　検体中の目的物の有無を調べる検査。目的物の有無で，異常の有無が判断できる場合に行う。陽性（＋），陰性（－），偽陽性（±）で表す。

（4）定量検査

　　検体中の目的物の量を調べる検査。量の変化により異常の有無や，疾患の重症度などが判断できる。多くの検体検査は定量検査であり，検査項目により基準値や単位が異なる。検査結果がその数値内であれば異常ではないと考えられる値を基準値という。以前は正常値とよばれていた。

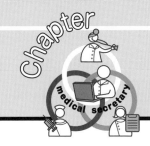

2 一般検査

　一般検査とは，検体検査のなかでも便や尿，髄液を検体として行う検査である。特に尿や便などの排泄物は被検者に負担をかけることなく採取でき，簡易的検査の普及により短時間で結果が出るため，基本的検査には欠くことのできない項目である。

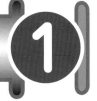

尿 検 査 ①

　尿は，腎臓を流れる血液の中から老廃物や代謝産物などを濾過，濃縮してつくられる（図2-1）。そのため，尿の成分は腎臓疾患だけでなく，全身の疾患でも変動し，疾患によっては健康時には検出されない成分の出現をみることがある。

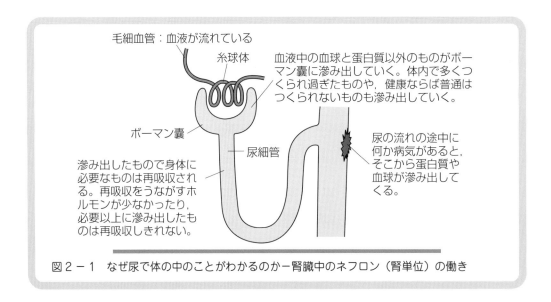

毛細血管：血液が流れている

糸球体

血液中の血球と蛋白質以外のものがボーマン嚢に滲み出していく。体内で多くつくられ過ぎたものや，健康ならば普通はつくられないものも滲み出していく。

ボーマン嚢

尿細管

尿の流れの途中に何か病気があると，そこから蛋白質や血球が滲み出してくる。

滲み出したもので身体に必要なものは再吸収される。再吸収をうながすホルモンが少なかったり，必要以上に滲み出したものは再吸収しきれない。

図2-1　なぜ尿で体の中のことがわかるのか－腎臓中のネフロン（腎単位）の働き

1 尿 の 採 取

　尿中成分の多くは時間がたつと変化してしまうため，尿の検査は採取後すぐに行うのが原則である。また尿は微生物が繁殖しやすく，採取後時間がたつと雑菌の繁殖により，検査が不可能となる場合がある。
　尿は早朝起床時直後にハルンカップで採取するのが一般的である（図2-2）。早朝

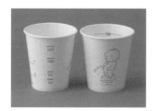
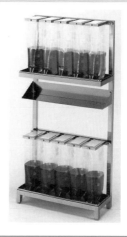

図2－2　ハルンカップ（尿採取用コップ）とウロスタンド（蓄尿用容器）
（日昭産業株式会社　提供，円田医科工業株式会社　提供）

時に採取できない場合は，食事による影響が少なくなる食後2時間以上たった尿を採取するが，食事の影響をみるための検査では，食後決まった時間での採取を行う。

　尿の採取では尿路以外からの異物が混入しないよう，特に女性の場合は膣からの分泌物の混入を防ぐため，外陰部を洗浄し，始めに出た尿を捨てその後の尿を採取するのが望ましい。尿路に疾患があり，疾患部を特定する場合は排尿の始め・中間・最後の3回に分けて採取することもある。

　一般に尿の採取は，1回の排尿時の尿のみを採取するが，1日の尿量を測定する場合や，尿中成分の定量を行う場合は，24時間中に排泄された尿をすべてためておき，その一部を検査に使用する。このように1日分の尿をためておくことを蓄尿という（図2－2）。

2 尿の一般性状検査

　尿の外見上の異常をみる検査。これだけでもかなりの情報を得られる（表2－1）。

3 尿中化学成分・異常成分の検査

　尿検査のほとんどは簡易化され，試薬を含んだ試験紙を尿に浸し発色させ，発色の程度により成分の定性（測定物質の有無を知ること）と半定量（おおよその量を測定すること）ができる試験紙法が一般的である（図2－3）。1枚の試験紙で複数の検査が可能である。

　また，疾患によっては異常な成分（表2－2）が尿中に排泄されるため，それらの成分を測定することが診断の助けとなる。

表2−1　尿の一般的性状と異常所見

一般的性状			異常所見		主な疾患
尿　量	約1,000～1,500mL/日	多尿	3,000mL以上/日		尿崩症・多飲（低比重），糖尿病（高比重），心・腎臓機能低下の初期症状（夜間多尿）
		乏尿	500mL以下/日		腎不全，脱水，浮腫，心不全
		無尿	100mL以下/日		重症腎炎，ネフローゼ症候群，ショック，尿路閉鎖
		頻尿	量に関係なく排尿回数が多い		膀胱炎，尿道炎，前立腺炎，腎盂腎炎
		尿閉	尿はつくられているのにまったく排尿できない		前立腺肥大，尿管結石・腫瘍などによる尿路閉鎖，膀胱麻痺
色　調	麦藁色，透明	無色	尿中の成分が薄い		腎不全，糖尿病，尿崩症，多飲
		橙色	尿中の成分が濃い		濃縮尿（脱水），ウロビリン尿（肝臓疾患，便秘）
		黄褐色～黒褐色	黄色のビリルビンによる		ビリルビン尿（採尿カップの内壁も黄色くなる）
		赤色	赤血球もしくはヘモグロビンの色		血尿，ヘモグロビン尿（遠心分離で識別）
		蛍光黄色	ビタミンB₂の色		ビタミンB₂多量摂取後の尿
		乳白色(混濁)	白く濁っている		脂肪（乳び尿），膿尿（細菌感染がある場合）
臭　気	独特な尿臭	アンモニア臭	尿素窒素が細菌によりアンモニアに変化する		膀胱炎（膀胱内で細菌により尿素が分解されアンモニアが発生するため排尿直後から臭いがする）
		甘酸っぱい臭気	脂肪が異常に分解されたときに出るアセトン体の臭い		重症糖尿病，飢餓
pH	pH6前後	アルカリ性	体内pH維持のため余分なアルカリ成分を捨てる		植物性食品の多食，アルカローシス，細菌感染（尿中の細菌によりアルカリ性になる）
		酸性	体内pH維持のため余分な酸性成分を捨てる		動物性食品の多食，アシドーシス
泡	排尿後すぐに消失	消失に時間がかかる	尿中異常成分により濃厚な泡ができる		蛋白尿，ビリルビン尿（泡が黄色い）

4　尿　沈　渣

　　尿中の，腎臓や尿路に由来する細胞成分と結晶成分を調べる検査。ほかの定性検査で異常が出る前に異常成分がみられることも多い。顕微鏡で直接観察する方法と，フローサイトメーターというレーザーを使用した尿沈渣分析装置などを使用する方法がある。

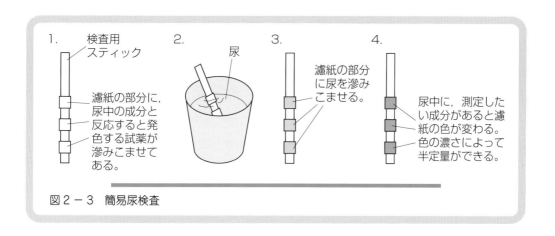

1. 検査用スティック
濾紙の部分に，尿中の成分と反応すると発色する試薬が滲みこませてある。

2. 尿

3. 濾紙の部分に尿を滲みこませる。

4. 尿中に，測定したい成分があると濾紙の色が変わる。色の濃さによって半定量ができる。

図2-3　簡易尿検査

表2-2　尿中異常成分

尿中異常成分		主な疾患
蛋白質	血液中の蛋白成分が漏出したか，尿路から漏出したもの	糸球体腎炎，ネフローゼ症候群，糖尿病性腎症，尿路系疾患
Bence Jones 蛋白	免疫グロブリンよりつくられた特殊蛋白	多発性骨髄腫
糖	血糖値が高くなり尿中に漏出	糖尿病，慢性膵炎，内分泌疾患，ステロイド薬投与
ケトン体	体内で糖からエネルギーがつくれなくなった場合に産生される成分	重症糖尿病，飢餓
ビリルビン	腸への排泄が阻害されると血中に逆流し尿に排泄される	肝胆道疾患（閉塞性黄疸，肝細胞性黄疸）
血液・ヘモグロビン	尿路からの出血	糸球体腎炎，腎盂腎炎，出血性素因，尿路感染症，結石，腫瘍
ヒト絨毛性ゴナドトロピン（hCG）	胎盤から分泌されるホルモン	妊娠，絨毛癌，異常妊娠（胞状奇胎，多胎妊娠）

糞 便 検 査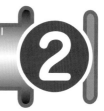

　糞便は，食物を消化・吸収した後の残渣物と消化管からの分泌物，腸管粘膜，腸内細菌が混ざり合ってできている。消化管内に疾患があると，成分の変動がみられるため消化器系疾患が疑われる場合には必須の検査である。

1 便の外観的検査

便の一般的な性状と異常な場合の所見を表2-3に示す。

表2-3　便の一般的性状と異常所見

一般的性状		異常所見	主な疾患
形　状	バナナ状 ある程度硬さがある	兎糞様便（小さい粒状）	便秘，脱水
		下痢便（柔らかく形が無いか水状）	腸での水分吸収不良，蠕動運動亢進，消化管の炎症
		鉛筆様便（細長い状態）	大腸下部の狭窄（直腸癌）
		粘液便（便に粘液状のものが混ざる）	潰瘍性大腸炎，過敏性大腸炎
		粘血便（血液と粘液が混ざる）	赤痢，腸炎ビブリオ感染，潰瘍性大腸炎，クローン病
量	100～250g/回 （成人の場合）	少ない	動物性食物の多食，便秘
		多い	植物性食物の多食
		量・回数ともに多い	膵液の減少，吸収力低下，蠕動運動亢進
		1回量が多く回数が少ない	腸管上部疾患
		頻便（1回量が少なく回数が多い）	腸管下部疾患
色	黄褐色 ビリルビンが変化したステルコビリンの色	黒色	鉄製剤の服用
		粘土色（ビリルビンの排泄がない）	胆汁排泄不良（閉塞性肝疾患）
		タール状黒色（タール便：ヘモグロビンが胃液中の塩酸により黒色のヘマチンに変化）	上部消化管出血（胃・十二指腸潰瘍，胃癌，食道静脈瘤破裂）
		鮮紅色（血便：便全体か，表面に血液が付着）	大腸下部出血（大腸炎，痔，大腸癌，直腸癌，赤痢）
臭　気	腸内細菌の作用により発生したインドール，スカトールによる便臭	腐敗臭	膵疾患，慢性腸疾患，直腸癌

2 外観的検査以外の主な検査

（1）便ヘモグロビン・トランスフェリン検査（潜血）

消化管内で出血が起こった場合，便は茶褐色をしているため少量の出血は肉眼では検知できない。そのため便中のヘモグロビンを検出する必要がある。以前は便潜血検査が行われていたが，偽陽性（目的物以外の物で検査が陽性となること）が発生することも多く，現在では抗ヒトヘモグロビン抗体を使用した免疫学的検査によるヘモグロビンの

測定と同時に，トランスフェリンの測定が行われている（表2－4）。下部消化管からの出血，特に大腸癌のスクリーニング検査として重要である。

表2－4　便ヘモグロビン・トランスフェリン検査で陽性を示す疾患

	疾　患
上部消化管出血	胃・十二指腸潰瘍，胃癌，食道静脈瘤破裂
大腸下部出血	大腸炎，痔，大腸癌，クローン病，大腸ポリープ，腸憩室
出血性素因	白血病，血友病，肝硬変，血小板減少性紫斑病

（2）寄生虫卵検査

日本では衛生状態の向上により寄生虫感染は激減した。現在問題となっているのは海外渡航時や海外からの輸入生鮮食料品からの感染である。

消化管に寄生する寄生虫で，便中に虫体，虫卵が混入する場合のみ便検査で検出ができる。顕微鏡で便中の虫体や卵を観察するのが一般的だが，蟯虫の場合，肛囲セロハンテープ法（朝起床直後に肛門部にセロハンテープ状の検査用シールを貼る）で虫卵の検出を行う（図2－4）。

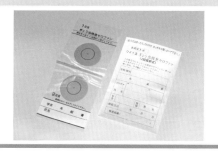

図2－4　蟯虫検査　（肛囲セロハンテープ法検査用品）

髄　液　検　査 ③

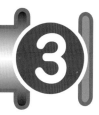

髄液は，脳室内とクモ膜下腔に 100 〜 150mL ほど存在する透明な液体で，脳室内の脈絡叢で生成され，クモ膜のクモ膜顆粒より静脈へ排出される。髄液は脳や脊髄を外圧から守るほか，化学的環境の維持を行っており，脳脊髄の疾患で量や化学成分が変化するため，中枢神経系疾患の診断，治療，予後判定にきわめて重要な検査である（表2－5）。

クモ膜下腔は脊髄のまわりにまで続いているため，髄液は腰椎部の穿刺により採取される（図 2 - 5）。
　脳炎・髄膜炎の場合，原因微生物の同定には微生物学的検査が必要となる。

表 2 - 5　髄液検査の基準値と異常所見

検査項目	基準値		異常所見	主な疾患
液圧測定	70 ～ 150 mm H₂O	亢進	水分や血液により髄液の量が増える	脳炎，脳腫瘍，脳内出血，水頭症，髄膜炎
		低下	髄液が減る	脱水，髄液の流出
外　観	無色透明	鮮紅色	血液が混ざる	脳出血，クモ膜下出血
		黄褐色	ビリルビンなどが混ざる	黄疸，クモ膜下出血の古い出血（キサントクロミー）
細胞数	5 個 /μL 以下	多核白血球増加	炎症により白血球が増える	化膿性髄膜炎，白血病性髄膜炎
		リンパ球増加		結核性髄膜炎，日本脳炎，ポリオ，真菌性髄膜炎，脳腫瘍，多発性硬化症
蛋白量	10 ～ 40mg/dL	増加	炎症により組織から蛋白が漏出したりグロブリンが増える	化膿性髄膜炎，多発性硬化症，脳出血，ギラン-バレー症候群
糖	50 ～ 75mg/dL	増加	血糖値と連動する	糖尿病
		低下	細菌などにより糖が分解される	細菌性髄膜炎
その他		IgG インデックス増加	中枢神経内で IgG の産生が増加する	多発性硬化症

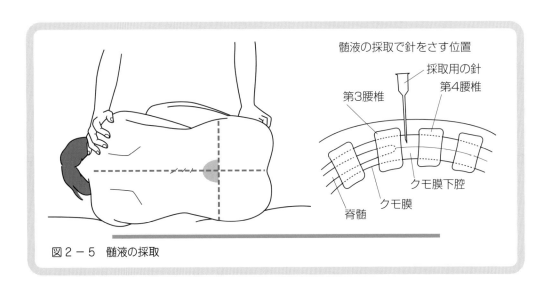

図 2 - 5　髄液の採取

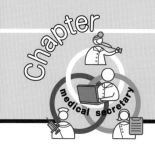

3 血液検査

　血液は，全体量の約半分を占める血球成分（赤血球，白血球，血小板）と液体成分（血漿）に分けられる（図3−1）。赤血球は，血液中で最も数が多く，内部にヘモグロビンを含有し，全身に酸素を運ぶ役割がある。そのうち，骨髄から血管へ入ったばかりの若い赤血球を網赤血球という。白血球は，生体防御の役割をする。種類が多く，疾患によっては種類別の増減検査が必要となる。血小板は血液凝固に関係する。

　血液検査には，血球数と種類の変動を調べる血液一般検査（表3−1）と，血漿中の血液凝固因子の働きを調べる血液凝固検査（表3−2）がある。血液検査は病態を知るうえで基本となる検査であり，診療時の検査では最もよく行われている。

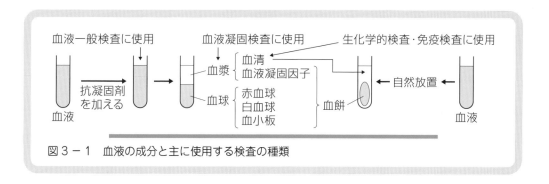

図3−1　血液の成分と主に使用する検査の種類

表3−1　血液一般検査と疾患

検査項目	基準値	増加・減少する主な疾患 （⇧：増加　⬇：減少）		関連検査
赤血球数 （RBC）	男427〜570万/ μL 女376〜500万/ μL	⇧	多血症（真性赤血球増加症）	白血球数，白血球ALP，エリスロポエチン値
		⬇	貧血全般	赤血球平均恒数
ヘマトクリット値（Ht）	男40〜54% 女35〜47%	⬇貧血全般	⬇ 鉄欠乏性貧血	総鉄結合能，血清鉄
			⬇ 巨赤芽球性貧血	血液像，血中ビタミン量
ヘモグロビン量（Hb）	男13〜18g/dL 女11〜16g/dL		⬇ 溶血性貧血	網赤血球数，クームス試験，ビリルビン
			⬇ 再生不良性貧血	白血球数，血小板数，網赤血球数，骨髄検査

検査項目	基準値	増加・減少する主な疾患 （⇧：増加　⬇：減少）		関連検査
白血球数 （WBC）	4,000 〜 10,000 /μL	⇧	感染症，炎症，心筋梗塞，白 血病，悪性腫瘍	赤沈，C反応性蛋白（CRP）， 骨髄検査，その他原因疾患に対 する検査
		⬇	ウイルス感染症，膠原病，放 射線照射，薬剤副作用，再生 不良性貧血	骨髄検査，その他原因疾患に対 する検査
血小板数 （PLT）	13 〜 35万 /μL	⇧	多血症，摘脾後	
		⬇	播種性血管内凝固症候群 （DIC），紫斑病，再生不良性 貧血	血液凝固検査
網赤血球	赤血球中の 0.5 〜 2.0%	⇧	溶血性貧血，出血性貧血，鉄 欠乏性貧血の治療回復中	
		⬇	再生不良性貧血	

表3−2　血液凝固検査と疾患

検査項目	基準値	異常の原因	異常を示す主な疾患
プロトロンビン 時間（PT）	10 〜 12秒	I，II，V，VII， X因子の減少	APTT正常の場合：VII因子欠乏，ビタミンK欠乏， 経口抗凝固剤の治療効果の判定
			APTT延長の場合：I，II，V，X因子欠乏
活性化部分トロ ンボプラスチン 時間（APTT）	30 〜 40秒	I，II，V，VII， IX，X，XI，XII 因子の減少	PT正常の場合：VIII，IX，XI，XII因子欠乏（血友病）
			PT延長の場合：I，II，V，X因子欠乏
全血凝固時間	10 ± 2分	凝固因子異常の スクリーニング	
フィブリン分解 産物（FDP）	2 〜 8μg/mL	血管内凝固亢進	播種性血管内凝固症候群（DIC）
アンチトロンビ ンIII	80 〜 130%	血管内凝固亢進	播種性血管内凝固症候群（DIC）
D−ダイマー	1.0μg/mL	血管内凝固亢進	播種性血管内凝固症候群（DIC）

血液一般検査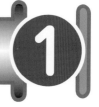

　血液一般検査は血球それぞれの数，赤血球内の重要成分であるヘモグロビン量（血色素ともいい，鉄を含む），血液中の血球が占める割合のヘマトクリット値（ほぼ赤血球の割合と同じ）を調べる検査である（図3－2）。この検査によって血液系疾患の大まかな診断ができる。現在では自動血球計算装置によって迅速に結果が出るようになった。

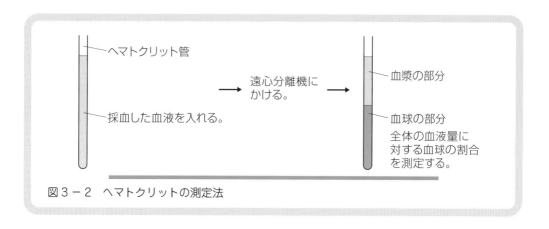

図3－2　ヘマトクリットの測定法

1　赤血球平均恒数と貧血の種類

　貧血とは赤血球数（RBC），ヘモグロビン量（Hb），ヘマトクリット値（Ht）の減少した病態を示し，その種類と原因はさまざまである。貧血の大まかな分類には，赤血球数，ヘモグロビン量，ヘマトクリット値を使用し，計算値より求める赤血球平均恒数が利用される（表3－3）。赤血球平均恒数には，平均赤血球容積（MCV），平均赤血球血色素量（MCH），平均赤血球血色素濃度（MCHC）がある。別表に各計算方法を示す。

表3－3　赤血球平均恒数と貧血の分類

赤血球平均恒数	基準値	増加（大球性貧血）	正常（正球性貧血）	減少（小球性貧血）
平均赤血球容積（MCV）	83～93fL	巨赤芽球性貧血	溶血性貧血 再生不良性貧血 急性出血	鉄欠乏性貧血
平均赤血球血色素量（MCH）	27～32pg			
平均赤血球血色素濃度（MCHC）	31～35%			

```
┌─── ■赤血球平均恒数の計算方法■ ───────────────
│ 平均赤血球容積（MCV）：赤血球1個の大きさ。
│       MCV ＝（Ht ÷ RBC）× 1,000
│ 平均赤血球血色素量（MCH）：赤血球1個の中に入っているヘモグロビン量。
│       MCH ＝（Hb ÷ RBC）× 1,000
│ 平均赤血球血色素濃度（MCHC）：赤血球1個の中に入っているヘモグロビンの割合。
│       MCHC ＝（Hb ÷ Ht）× 100
└───────────────────────────────────────────
```

2 白血球の検査

　白血球は好中球，好酸球，好塩基球，リンパ球，単球に分類され，それぞれが関係して生体防御を行う。白血球数（WBC）は血液一般検査で行われるが，白血球数に異常がある場合，白血球の分類と増減している白血球の種類を確定する検査を行う。この検査をヘモグラム（白血球分類）とよび，末梢血中の白血球の種類を％で表す（表3-4）。

表3-4　白血球分類

白血球の種類	基準値（%）	増加・減少する主な疾患（⇧：増加　⬇：減少）
好中球	40〜60	⇧ 感染症，悪性腫瘍，慢性骨髄性白血病，心筋梗塞，骨折，熱傷 ⬇ 重症感染，ウイルス感染，再生不良性貧血，膠原病，放射線被曝
好酸球	1〜5	⇧ アレルギー疾患，慢性骨髄性白血病，寄生虫疾患
好塩基球	0〜1	⇧ 慢性骨髄性白血病
リンパ球	18〜50	⇧ ウイルス感染，慢性リンパ性白血病，急性リンパ性白血病 ⬇ 免疫不全症，再生不良性貧血
単　球	2〜10	⇧ 白血病，感染症

3 血小板の検査

　血小板は止血機序に関係し，血管に傷ができたときの血栓形成の最初に働く。正常な人でも変動の激しい成分である。血小板数は血液一般検査で行われるが，ほかに機能検査（血小板凝集能，血小板粘着能）や形態検査をする場合もある。

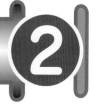

血　液　像　②

　疾患によっては血球や，核の変化，細胞質内の異常物質，本来ならば血液中に現れない幼若細胞などが発生する。それを検査するために末梢血中の血球の形を調べる。以前は血液をスライドガラス板に塗抹し，染色した後，顕微鏡で観察していたが，現在では自動血球計算装置にて異常が出た場合のみ顕微鏡での観察方法を行うのが一般的になっている。

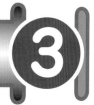

血液凝固検査　③

　血液は，血管外に出たときや血管壁に傷ができたときに凝固成分が凝集し，止血が行われる。止血は血小板，血漿中の血液凝固因子，血管壁の機能が関係し，これらに異常があると凝固異常が起き，血液が固まりにくくなり出血が止まりにくくなる。血液凝固異常には凝固にかかわる機序が複雑に関与していることが多いので，検査前に出血傾向の程度，発生からの経過，家族歴，病歴，出血の状態などの所見も併せて診断が行われる。
　血液凝固検査は，血漿中の血液凝固因子の異常を調べる検査のため，全血か抗凝固剤としてクエン酸ナトリウム液を使用した血漿を検体として使用する。
　血液凝固因子とその欠損症を表3−5に，血液凝固機序を図3−3に示す。
　凝固因子の異常は1種類の検査のみではなく，複数の検査を組み合わせその結果で判断する（表3−2 p.14参照）。

- プロトロンビン時間（PT）：血漿にPT用試薬とカルシウムを加え，固まるまでの時間を測定する。
- 活性化部分トロンボプラスチン時間（APTT）：血漿にAPTT用試薬とカルシウムを加え，固まるまでの時間を測定する。
- 全血凝固時間：採血した血液に何も入れず，固まるまでの時間を測定する。抗凝固剤は使用しない。
- フィブリン分解産物（FDP）：一度凝固したフィブリンが分解されてできた成分を免疫測定法により測定する。
- アンチトロンビンⅢ（血液凝固因子の作用を止める成分）：血漿にヘパリンとトロンビンを加え反応させ，測定する。ほかに免疫測定法による測定もある。
- D-ダイマー（フィブリンの分解物，FDPの一部）：免疫測定法により，測定する。

表3-5 血液凝固因子

血液凝固因子	ほかの呼び方	それぞれの先天性凝固因子欠損症と遺伝形式	
第Ⅰ因子	フィブリノゲン	無フィブリノゲン血症	常染色体遺伝
第Ⅱ因子	プロトロンビン	低プロトロンビン血症	常染色体遺伝
第Ⅲ因子	組織トロンボプラスチン		
第Ⅳ因子	カルシウムイオン（Ca^{2+}）		
第Ⅴ因子	Ac-グロブリン	第Ⅴ因子欠損症	常染色体遺伝
第Ⅵ因子	（欠番）		
第Ⅶ因子	プロコンバチン	第Ⅶ因子欠損症	常染色体遺伝
第Ⅷ因子	抗血友病因子（AHF：AHA）	第Ⅷ因子欠損症（血友病A）	伴性潜性遺伝
第Ⅸ因子	クリスマス因子	第Ⅸ因子欠損症（血友病B）	伴性潜性遺伝
第Ⅹ因子	スチュアート・プロウァ因子	第Ⅹ因子欠損症	常染色体遺伝
第Ⅺ因子	PTA	第Ⅺ因子欠損症	常染色体遺伝
第Ⅻ因子	ハーゲマン因子		常染色体遺伝
第ⅩⅢ因子	フィブリン安定化因子		常染色体遺伝

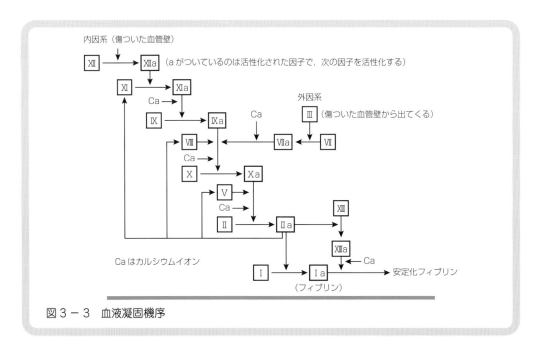

図3-3 血液凝固機序

　　凝固因子は肝臓で生成されるものが多く，肝疾患があると凝固異常が起こるため，血液凝固検査と同時に肝機能の検査を行う必要がある。また，血液凝固因子を生成するにはビタミンKが必要であり，この欠乏も出血の素因となる。特に新生児は欠乏を起こしやすいため，ビタミンKの測定も必要である。

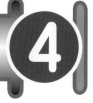

骨髄像検査

　採取した骨髄液より骨髄標本を作成して顕微鏡で観察する検査。骨髄では血球が生成されている。そのため末梢血液検査に異常がみられた場合，原因追求のために骨髄内の造血機能や腫瘍細胞の有無を知ることが重要となる。造血能力を知るための有核細胞数測定，形態異常細胞の有無，正常細胞の割合を調べる。再生不良性貧血，巨赤芽球性貧血，白血病の分類などに有用な検査である。骨髄採取は胸骨，腸骨，椎骨より行われる。

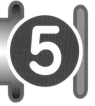

その他の血液関連検査

■ 赤血球沈降速度（赤沈または血沈）
erythrocyte（blood）sedimentation rate：ESR, BSR

　赤血球の凝集速度を調べる検査。抗凝固剤のクエン酸ナトリウム溶液と血液を1：4の割合で混合し，沈降用ピペットに注入した後垂直に立て，1時間後，2時間後にピペットの上部の血漿層の高さを測定する（図3－4）。

　赤血球の凝集は血漿蛋白の変化と密接な関係があり，γ-グロブリンやフィブリノゲンの増減により赤沈の値が変化するため，炎症疾患の検査としてC反応性蛋白（CRP）の測定とともによく行われる。

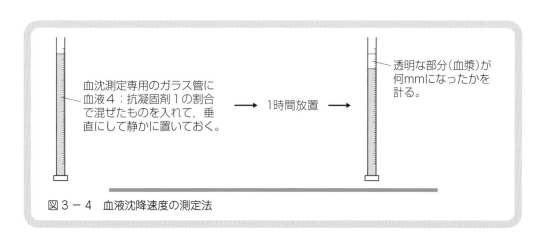

血沈測定専用のガラス管に血液4：抗凝固剤1の割合で混ぜたものを入れて，垂直にして静かに置いておく。 → 1時間放置 → 透明な部分（血漿）が何mmになったかを計る。

図3－4　血液沈降速度の測定法

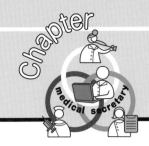
4 生化学的検査

生化学的検査とは主に血清中の化学成分を定性，定量する検査である（図4‐1）。血清中の化学成分の変化は疾患との関係が深く疾患の経過状態をよく反映する。そのため診断や経過観察などに欠かせない検査が多い。また，検査項目も多く，項目名も日本語ではなく英語，英語を略語化したものが多い。

検査方法は近年，自動化が進むとともに，検体の微量化が進み，一部の特殊な検査以外のほとんどが数時間以内に結果を得ることができる。

血中の化学成分は食事，日内変動，薬剤の影響を受けるものが多いので，採血は食事の影響をみる検査以外では早朝空腹時に行うのが原則である。

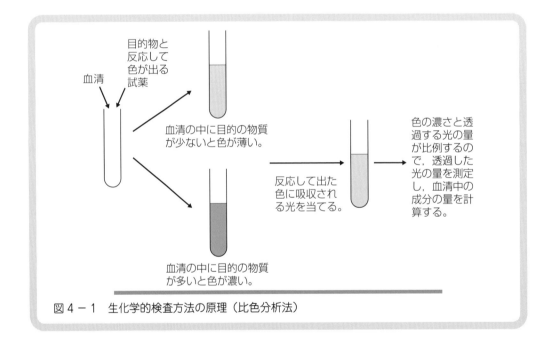

図4‐1　生化学的検査方法の原理（比色分析法）

1 蛋 白 成 分

血清中の蛋白質には多くの種類があるが，診断に使用されるのは総蛋白量とアルブミン，グロブリン量の変化である（表4‐1）。それぞれの特徴を示す。

• 総蛋白量（TP）：血清中に含まれる蛋白質の総量。血清中最も多い成分。

• アルブミン（Alb, ALB）：主に肝臓で生成され，総蛋白の50～70％を占める。栄養

表４－１　血中蛋白成分の増減と疾患

	基準値	増加・減少する主な疾患（⇧：増加　⬇：減少）	
総蛋白量（TP）	6.7～8.3g/dL	⇧	脱水，感染症，白血病，多発性骨髄腫，膠原病
		⬇	出血，ネフローゼ症候群，肝硬変，栄養失調，悪液質
アルブミン（Alb，ALB）	4.2～5.1g/dL	⇧	脱水
		⬇	低栄養，ネフローゼ症候群，飢餓，肝硬変（2.5以下で浮腫），甲状腺機能亢進症
グロブリン（glob，GLB）	3.8～5.3g/dL	⇧	感染症（最も多い）
		⬇	ネフローゼ症候群（最も多い）
α₁ グロブリン	1.7～2.9%*	⇧	炎症
		⬇	α₁分画欠乏症
α₂ グロブリン	5.7～9.5%*	⇧	ネフローゼ症候群
		⬇	肝硬変，慢性肝炎
βグロブリン	7.2～11.1%*	⬇	重症肝障害，低栄養，ネフローゼ症候群
γグロブリン	10.2～20.4%*	⇧	感染症，アレルギー，多発性骨髄腫
		⬇	免疫不全症，低γグロブリン血症
アルブミン/グロブリン比(A/G比)	1.3～2.0	⇧	免疫不全症
		⬇	肝疾患，ネフローゼ症候群，感染症，低栄養，多発性骨髄腫

*総蛋白量に対する割合。

　　　源としての役割以外に，浸透圧の維持（膠質浸透圧），各種物質の運搬（ビリルビン，脂肪酸など）を行っている。蛋白代謝異常の指標となる。

- グロブリン（glob，GLB）：α_1，α_2，β，γグロブリンに分かれる。総蛋白量からアルブミン量を引くことでグロブリン全体量を求める。グロブリン量に異常があった場合は，電気泳動法により各種類の変化をみる（図４－２）。
- α_1 グロブリン：末梢から肝臓へコレステロールを運搬する。
- α_2 グロブリン：鉄や中性脂肪を運搬する。
- βグロブリン：鉄を運搬する。末梢へコレステロールを運搬する。
- γグロブリン：抗体のこと。Ｂリンパ球が変化した形質細胞で生成される。
- アルブミン/グロブリン比（A/G比）：アルブミンとグロブリンの比率。血清蛋白異常を知る簡単な指標。

（1）Ｃ反応性蛋白（CRP）

　　　感染，組織の障害などがあったときに血中濃度が上昇する特殊な蛋白質。

　　　炎症などの指標として鋭敏なのでよく測定される。測定方法は免疫比濁法で，他の蛋白質とは測定方法が違っている（免疫比濁法は，図５－１ p.41 参照）。

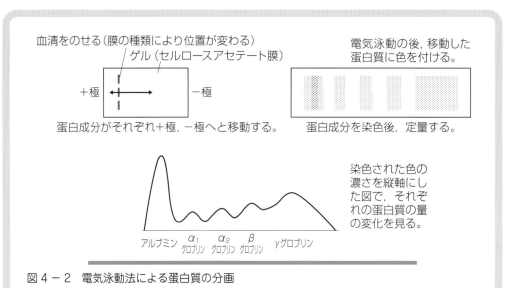

血清をのせる（膜の種類により位置が変わる）
ゲル（セルロースアセテート膜）

＋極　　　　　　　－極

蛋白成分がそれぞれ＋極，－極へと移動する。

電気泳動の後，移動した蛋白質に色を付ける。

蛋白成分を染色後，定量する。

染色された色の濃さを縦軸にした図で，それぞれの蛋白質の量の変化を見る。

アルブミン　α₁グロブリン　α₂グロブリン　βグロブリン　γグロブリン

図4－2　電気泳動法による蛋白質の分画

2 非蛋白性窒素成分

　　血清中の蛋白質以外の窒素化合物を非蛋白性窒素成分（NPN）とよび，尿素窒素，尿酸，クレアチニン，クレアチン，アンモニアなど体内での蛋白質成分の代謝産物が多く，主に腎臓から排泄される。そのため，血中濃度は代謝異常のほか，腎臓機能異常により変動する（表4－2）。それぞれの特徴を示す。

- 血中尿素窒素（BUN）：アミノ酸代謝の結果生成されたアンモニアは，人体にとって有害な成分であるため，肝臓で尿素に合成され，尿中に排泄される。腎臓疾患での検査によく使用される。
- クレアチニン（Cr）：クレアチンの分解産物。腎臓から尿中に排泄される。尿細管からの再吸収はほとんどなく，BUNの変動よりも正確に腎機能を表す。
- クレアチン：筋肉でクレアチンリン酸に合成されエネルギー源として利用される。筋肉の発達した人や，筋肉破壊が起こると血中濃度が増加する。
- 尿酸（UA）：核酸の分解産物。産生過剰になると血中に増加する。尿中に排泄され，時として尿路結石の原因物質となる。
- アンモニア：アミノ酸の代謝過程で生成される。アンモニア自体は人体にとって毒性が高いため，肝臓ですばやく尿素に合成され血中濃度は低い。重症な肝臓障害時には高アンモニア血症が起こり，肝性昏睡や肝性脳症を起こす。

表4－2　含窒素成分の増減と疾患

	基準値	増加・減少する主な疾患（⇧：増加　⬇：減少）	
血中尿素窒素（BUN）	8 ～ 20mg/dL	⇧	高蛋白食，絶食，消化管出血，重症肝疾患，腎機能障害
		⬇	妊娠，肝不全，低蛋白食
クレアチニン（Cr）	男 0.6 ～ 1.0mg/dL 女 0.4 ～ 0.8mg/dL	⇧	腎機能障害，腎不全，脱水，末端肥大症
		⬇	筋ジストロフィー，長期臥床
クレアチン	男 0.2 ～ 0.5mg/dL 女 0.4 ～ 0.9mg/dL	⇧	筋ジストロフィー，多発性筋炎，筋萎縮性側索硬化症，甲状腺機能亢進症
尿酸（ＵＡ）	男 4.0 ～ 7.0mg/dL 女 3.0 ～ 5.5mg/dL	⇧	高尿酸血症，痛風，白血病，アルコール過剰摂取
		⬇	低尿酸血症，重症肝障害
アンモニア	66μg/dL　以下	⇧	先天性アミノ酸代謝異常，劇症肝炎，重症肝障害，肝硬変，ショック

3 糖質とその代謝関連物質

　糖質は人体のエネルギー源として重要な物質である。食物からの吸収と肝臓でのグリコーゲンからの合成，組織での糖の利用，尿への排泄により調節されている。この調節にはさまざまなホルモンが関与し，特に血糖値を下げるホルモンはインスリンのみであることから，インスリンの分泌，作用の異常で起こる糖尿病の検査として，血糖値およびその関連物質の定量検査は重要である（表4－3）。血糖関連物質の特徴を以下に示す。

- 血糖値（BS，BG）：血液中のグルコース量。随時血糖値（食事と関係なく採血した時の血糖値），空腹時の血糖値（FBS），食後2時間の血糖値の測定がある。正常な人では最も高くなっても160mg/dL以下で，これ以上になると尿糖（＋）となる。空腹時血糖値120mg/dL以上，食後2時間後血糖値200mg/dL以上で高血糖とする。
- グリコヘモグロビン（HbA1c）：ヘモグロビンとグルコースの反応物。食事による短時間の影響がなく，過去3～4週間の血糖値のコントロールを知ることができる。糖尿病での治療効果を知るために重要な検査である。
- ケトン体：糖尿病ではグルコースからのエネルギー抽出が低下し，肝臓での脂肪分解が亢進するため，脂肪分解の途中でケトン体が生成される。血中ケトン体はインスリンの不足を反映するため，糖尿病の病態や治療経過を知るのに重要な検査である。

　糖尿病の診断は，①空腹時血糖値が126mg/dL以上，②75g経口ブドウ糖負荷試験（OGTT）2時間値が200mg/dL以上，③随時血糖値が200mg/dL以上のいずれかを満たし，HbA1cが国際標準（NGSP）で6.5％以上で，糖尿病型と診断される。コントロールの目標を表4－4に示す。

表4－3　血糖関連物質値の増減と疾患

	基準値	増加・減少する主な疾患（⇧：増加　⬇：減少）	
血糖値（BS）	空腹時 70～110 mg/dL	⇧	糖尿病，妊婦，肥満，膵炎，褐色性細胞腫，末端肥大症，甲状腺機能亢進症，クッシング症候群，膵癌，ステロイド薬の使用
		⬇	インスリノーマ，アジソン病，低栄養，胃切除後，肝障害，甲状腺機能低下症，インスリン自己免疫症候群
グリコヘモグロビン （HbA1c）	4.6～6.2% （NGSP）	⇧	糖尿病
		⬇	溶血性貧血，肝硬変
ケトン体	120μmol/L 以下	⇧	糖尿病，激しい嘔吐，長期飢餓状態

表4－4　血糖コントロールの指標と評価（65歳未満の成人）

	コントロール目標値		
目　標	血糖正常化を目指す際の目標	合併症予防のための目標	治療強化が困難な際の目標
HbA1c	6.0%未満	7.0%未満	8.0%未満

合併症予防の目標では，空腹時血糖値130mg/dL 未満，食後2時間血糖値180mg/dL 未満をおおよその目安とする。
治療困難な際とは，治療時の低血糖など副作用やその他の理由で治療の強化が難しい場合のこと。
出典）日本糖尿病学会：糖尿病治療ガイド 2020-2021

　　インスリン分泌能の検査として，経口ブドウ糖負荷試験（OGTT）がある。一定量のブドウ糖を摂取し，血糖値，尿糖値，血中インスリン量の変化を調べる。糖尿病の診断，治療効果の判定に必須の検査である（図4－3）。

4　血清脂肪成分

　　血清中の脂質成分で診断上重要となるのは，コレステロール，中性脂肪，リン脂質，遊離脂肪酸で，それぞれ蛋白質との複合体であるリポ蛋白を形成している。リポ蛋白は遠心分離すると比重の違いにより，軽いものから順にカイロミクロン，VLDL（超低比重リポ蛋白），LDL（低比重リポ蛋白），HDL（高比重リポ蛋白）に分離される。

　　カイロミクロンと VLDL は，90％以上が脂質で，脂質の種類は主に中性脂肪である。LDL の脂質量は80％で脂質の種類はコレステロールが多く，HDL の脂質量は40～60％で脂質の種類はリン脂質とコレステロールが多い。

　　表4－5に血清脂肪成分の増減と疾患を示す。食事の影響が大きいため，検体採取は12時間以上絶食後が望ましい。以下にそれぞれの特徴を示す。

- 総コレステロール（TC）：主に LDL と HDL 中に存在する。肝臓で合成，胆汁酸として排泄される。排泄されたコレステロールは大半が小腸に吸収され再び肝臓に戻る。
- 高比重リポ蛋白-コレステロール（HDL-C）：末梢組織に蓄積されたコレステロール

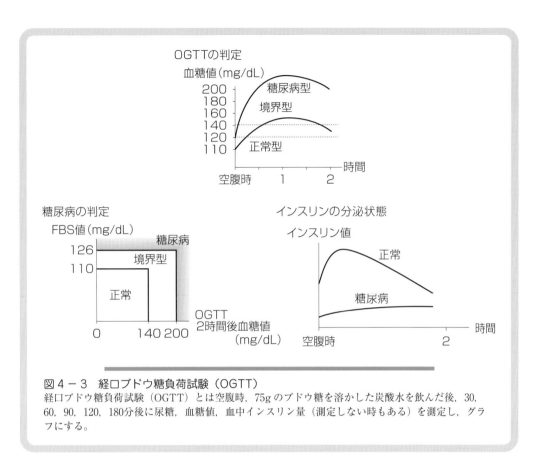

図4-3　経口ブドウ糖負荷試験（OGTT）
経口ブドウ糖負荷試験（OGTT）とは空腹時，75gのブドウ糖を溶かした炭酸水を飲んだ後，30，60，90，120，180分後に尿糖，血糖値，血中インスリン量（測定しない時もある）を測定し，グラフにする。

を肝臓へ輸送する。動脈硬化の危険予防因子と考えられている。

- 低比重リポ蛋白-コレステロール（LDL-C）：コレステロールを末梢組織へ運ぶ。動脈硬化の危険因子と考えられている。
- 中性脂肪（TG）：全身の脂肪組織の主成分。エネルギーの貯蔵を行っている。食事の影響，脂肪組織からの放出，肝臓での合成亢進，末梢での利用低下などで血中濃度が増加する。
- リン脂質：細胞膜と神経の構成成分。コレステロールとともに変動する。閉塞性黄疸時にも変動する。
- 遊離脂肪酸（NEFA，FFA）：末梢組織の重要なエネルギー源。脂肪組織から遊離した脂質が肝臓や組織に運ばれ利用される状態の脂質。

　血清脂肪成分が指標となる疾患に脂質異常症（以前は高脂血症とよばれていた）がある（薬理編 Chapter 6　表6-1 p.113参照）。

　近年ではメタボリック症候群の診断基準にも血清脂質成分の検査が導入されている（表4-6）。

表4－5　脂質の増減と疾患　　　　　　　　　　　　　　　　　　　　　　　　　（単位：mg/dL）

	基準値	増加・減少する主な疾患（⬆：増加　⬇：減少）
総コレステロール（TC）	120～220	⬆ 家族性高コレステロール血症，脂質異常症，糖尿病，肥満，末端肥大症，甲状腺機能低下症，ネフローゼ症候群
		⬇ 肝硬変，低栄養，甲状腺機能亢進症，アジソン病
高比重リポ蛋白ーコレステロール（HDL-C）	男40～70 女45～75	⬆ 原発性高 HDL 血症，肝硬変
		⬇ 家族性低 HDL 血症，喫煙，肥満，甲状腺機能亢進症，ネフローゼ症候群，腎不全，メタボリック症候群
低比重リポ蛋白ーコレステロール（LDL-C）	70～140	⬆ 家族性高コレステロール血症，糖尿病，肥満，末端肥大症，甲状腺機能低下症，ネフローゼ症候群，メタボリック症候群，クッシング症候群
		⬇ アジソン病，肝硬変，急性肝炎，甲状腺機能亢進症
中性脂肪（TG）	30～150	⬆ 原発性脂質異常症，クッシング症候群，脂肪肝，ネフローゼ症候群，膵炎，糖尿病，高カロリー食，肥満，甲状腺機能低下症，末端肥大症，メタボリック症候群，アルコール多飲
		⬇ 飢餓，重症肝疾患，甲状腺機能亢進，アジソン病，過度のダイエット
リン脂質	150～230	⬆ 原発性脂質異常症，糖尿病，閉塞性黄疸，脂肪肝，甲状腺機能低下症，ネフローゼ症候群
		⬇ 重症肝疾患，甲状腺機能亢進症，多発性硬化症
遊離脂肪酸（NEFA，FFA）	140～850 μEq/L	⬆ 糖尿病，甲状腺機能亢進症，クッシング症候群，末端肥大症，飢餓，肥満，褐色細胞腫
		⬇ 甲状腺機能低下症，アジソン病，インスリノーマ

表4－6　メタボリック症候群の診断基準（2005）

必須項目	
腹部周囲径	男85cm　以上
	女90cm　以上
内臓脂肪面積	男女共に 100cm² 以上に相当

＋

3項目のうち2項目以上該当
高トリグリセライド血症（中性脂肪 150mg/dL 以上）かつ / または 低 HDL コレステロール血症（HDL-コレステロール 40mg/dL 未満）
収縮期血圧 130mmHg 以上 かつ / または 拡張期血圧 85mmI lg 以上
空腹時高血糖（110mg/dL 以上）

出典）メタボリックシンドローム診断基準検討委員会：メタボリックシンドロームの定義と診断基準，2005

5 酵　　　素

　生体内で生成される特殊な蛋白質で，生体内の化学反応をスムーズに行わせる触媒の役割をしている。酵素には作用する基質が決まっている（基質特異性）ため，化学反応一つひとつに酵素が必要であり，そのために多数の酵素が存在する。また酵素が作用するには反応しやすい基質の濃度，温度（至適温度），pH（至適 pH）などが決まっている。

　疾患により特異的に変動し，病態をよく表すため，臨床で最も利用されている検査項目である（表 4 - 7）。診断上重要な酵素の特徴を示す。

- AST，ALT：かつて AST は GOT，ALT は GPT とよばれていた。あるアミノ酸を他のアミノ酸に変えるときに利用される酵素をトランスアミナーゼとよぶ。その中で特に検査されるのが AST と ALT である。
- 乳酸脱水素酵素（LD，LDH）：乳酸をピルビン酸に変えるときに利用される酵素。体内組織に広く分布するため，いろいろな疾患の診断，経過観察の参考となる。また，由来臓器の特定を行うためには，アイソザイムの分画測定が必要となる。
- アミラーゼ（AMY）：デンプン，グリコーゲンなど多糖類の分解時に利用される酵素。膵臓由来，唾液腺由来がある。
- クレアチンキナーゼ（CK，CPK）：ATP，ADP を利用したエネルギーの生成および貯蔵に関係する酵素。筋型（M 型），脳型（B 型）のアイソザイムがある。虚血性心疾患，原発性筋疾患の診断に重要。
- アルカリ性ホスファターゼ（ALP）：アルカリ性に至適 pH をもつ酵素。腎臓，小腸，骨芽細胞，胎盤，乳腺に多い。アイソザイム分析で由来臓器を推定する。
- 酸性ホスファターゼ（ACP）：酸性に至適 pH をもつ酵素。前立腺に多量に存在するため，以前は前立腺癌の診断に利用されていたが，現在では前立腺特異抗原（PSA）の普及により，あまり測定されなくなった。
- コリンエステラーゼ（ChE）：アセチルコリンなどの加水分解時に利用される酵素。神経，筋肉，赤血球中に多く肝臓で生成，供給されるため肝臓疾患時に活性低下を起こす。肝臓実質障害時の検査として重要。有機リン中毒の診断時にも測定される。
- γ-グルタミルトランスペプチダーゼ（γ-GT（γ-GTP））：γ-グルタミル基をアミノ酸などへ転移するときに利用される酵素。腎臓に多いが肝疾患で増加する。
- ロイシンアミノペプチダーゼ（LAP）：ペプチドの N 末端よりロイシンを遊離するときに利用される酵素。人体組織中に広く分布。腸粘膜，腎臓，筋肉，脳などに多い。

（1）単　　　位
　一定量の基質に一定の時間に作用する酵素量から単位を決める。現在では国際単位（U/L，従来は IU/L と表記していた）を使用している。

表 4 - 7　酵素の増減と疾患　　　　　　　　　　　　　　　　　　　　　　　　　　　（単位：U/L）

	基準値	増加・減少する主な疾患（⇧：増加　⬇：減少）
AST（GOT）	7〜38	⇧　急性肝炎，慢性肝炎，肝硬変，肝癌，閉塞性黄疸，心筋梗塞，進行性筋ジストロフィー，皮膚筋炎
ALT（GPT）	4〜44	⇧　急性肝炎，慢性肝炎，肝硬変，胆石症
乳酸脱水素酵素（LD，LDH）	210〜400	⇧　アイソザイムによって分類する LD₁.₂型：溶血性貧血，巨赤芽球性貧血，心筋梗塞 LD₂.₃型：白血病，消化器系悪性腫瘍，膠原病，進行性筋ジストロフィー LD₂〜₅型：急性筋障害，消化器系悪性腫瘍 LD₅型：急性肝炎，悪性腫瘍
アミラーゼ（AMY）	40〜126	⇧　膵型：急性膵炎，慢性膵炎，膵癌，胆道系の炎症疾患 唾液腺型：流行性耳下腺炎，シェーグレン症候群 膵型，唾液腺型共：腎不全 ⬇　膵型：慢性膵炎，膵癌末期
クレアチンキナーゼ（CK，CPK）	男60〜290 女45〜165	⇧　アイソザイムによって分類する 骨格筋由来型：進行性筋ジストロフィー，多発性筋炎，外傷 心筋由来型：急性心筋梗塞，心筋炎 脳・平滑筋由来型：脳外傷，脳梗塞，悪性腫瘍 ⬇　長期安静臥床，高齢者
アルカリ性ホスファターゼ（ALP）	120〜370	⇧　アイソザイムによって分類する 骨型：骨肉腫，くる病，骨折，副甲状腺機能亢進症，甲状腺機能亢進症，ベーチェット病 肝臓型：肝癌，閉塞性黄疸，胆管炎 胎盤型：妊娠（妊娠後期） 小腸型：肝硬変，慢性肝炎 ⬇　慢性腎炎，壊血病
コリンエステラーゼ（ChE）	168〜470	⇧　ネフローゼ症候群，脂肪肝，肥満，甲状腺機能亢進症，糖尿病，脂質異常症 ⬇　肝疾患，栄養障害，有機リン中毒
γ-グルタミルトランスペプチダーゼ（γ-GT，γ-GTP）	40以下	⇧　アルコール性肝疾患，脂肪肝，肝炎，肝硬変，閉塞性黄疸，心筋梗塞
ロイシンアミノペプチダーゼ（LAP）	30〜70	⇧　閉塞性黄疸，胆石症，急性膵炎，肝癌，肝炎，肝硬変，妊娠

（2）アイソザイム

　　基質に対する反応は同じだが，分子構造と性質が若干異なる酵素をアイソザイム（イソ酵素）という。由来する臓器が違うため，アイソザイム検査を行うと同じ酵素量の変化でも，どの臓器が障害を起こしているかがわかる。電気泳動法，モノクローナル抗体を使用した免疫学的測定法で測定する。

6 ビリルビン

　ビリルビンは血中の黄色い色素で，ヘモグロビンから生成された間接ビリルビンと，その後肝臓でグルクロン酸と結合した直接ビリルビンがある。血中にビリルビンが増加し，皮膚や粘膜が黄色くなった状態を黄疸といい，総ビリルビン量とこれらのビリルビンの増減により黄疸の原因疾患の鑑別を行う（表4-8）。

表4-8　黄疸の種類と疾患　　　　　　　　　　　　　　　　　　　　　　　　（単位：mg/dL）

	黄疸の種類	基準値	ビリルビン量	原因疾患
総ビリルビン（T-Bil, TB）	潜在性黄疸	0.2～1.2	1～2	溶血性貧血（5以下）閉塞性黄疸（10～30）肝細胞性黄疸（1～70）
	軽度黄疸		2～10	
	中等度黄疸		10～20	
	高度黄疸		20以上	
直接ビリルビン（D-Bil）		0.4以下	直接ビリルビン増加	肝炎，肝硬変，胆石症，胆汁うっ滞
間接ビリルビン		0.8以下（総ビリルビン量－直接ビリルビン量で判定）	間接ビリルビン増加	溶血性貧血，新生児黄疸

7 無機質（ミネラル）

　生体内にはナトリウム（Na），カリウム（K），クロール（Cl），カルシウム（Ca），マグネシウム（Mg），亜鉛（Zn），鉄（Fe），マンガン（Mn），ヨード（ヨウ素）（I），リン（P）など多くの無機質が存在している。血液のpHや浸透圧の維持，細胞や組織の構成，代謝などに関係している（表4-9）。偏食などにより一定の食品を大量に摂取することによって基準値から外れると重篤な中毒症状を起こす。測定はイオン電極法で行う。

　主な無機質，電解質の特徴を示す。

- ナトリウム（Na）：細胞外液中に一番多い。体液量の維持と細胞外液の浸透圧維持を行う。体液量と浸透圧異常が疑われるときに不可欠な検査。
- カリウム（K）：細胞内液中に多い。筋肉，神経興奮に必須なイオン。特に心筋の活動に重要な作用をもち，心機能への影響が大きい。
- クロール（Cl）：ナトリウムとともに細胞外液量と浸透圧を調節。
- カルシウム（Ca）：99％は骨中に含まれ，血液中のカルシウムイオンはリンとともに

変動する。血液凝固，筋収縮，神経刺激伝導，酵素の活性などに必須な成分で，副甲状腺ホルモン，ビタミン D，カルシトニンにより調節される。

- リン（P）：リン酸化合物としてエネルギー代謝に関係する。
- マグネシウム（Mg）：酵素の活性化と筋神経系の刺激伝導に関係している。
- 鉄（Fe）：2/3 がヘム鉄としてヘモグロビン内に，残りが貯蔵鉄として存在する。血清中の鉄はすべてトランスフェリンと結合している。鉄の代謝は吸収，排泄が 1 日 1 mg と微量なため，鉄欠乏や鉄過剰が起こりやすい。
- 総鉄結合能（TIBC）：血清中の全トランスフェリンと結合できる鉄の総量。TIBC ＝ UIBC ＋血清鉄　という関係が成り立つ。血液系疾患，悪性腫瘍などでは鉄の代謝異常が起こるため診断の補助として有用である。
- 不飽和鉄結合能（UIBC）：現時点で不飽和のトランスフェリンと結合しうる鉄量。

表 4 － 9　無機質および電解質の増減と疾患

	基準値	増加・減少する主な疾患（⇧：増加　⬇：減少）
ナトリウム（Na）	135 ～ 145mEq/L	⇧ 脱水（下痢　発熱），尿崩症，糖尿病，原発性アルドステロン症，クッシング症候群
		⬇ Na 欠乏（下痢　嘔吐），利尿薬使用時，アジソン病，腎不全，うっ血性心不全，ネフローゼ症候群
カリウム（K）	3.7 ～ 4.8mEq/L	⇧ 腎不全，アジソン病，溶血，消化管出血，細胞の破壊
		⬇ アルドステロン症，嘔吐，下痢，利尿薬使用時
クロール（Cl）	101 ～ 108mEq/L	⇧⬇Na とともに変動
カルシウム（Ca）	8.5 ～ 10.2mg/dL	⇧ 副甲状腺機能亢進症，悪性腫瘍骨転移，多発性骨髄腫
		⬇ 副甲状腺機能低下，腎不全，ビタミンD欠乏症
リン（P）	2.5 ～ 4.5mg/dL	⇧ 副甲状腺機能低下症，成長ホルモン分泌過多
		⬇ 副甲状腺機能亢進症，ビタミンD欠乏症，くる病
マグネシウム（Mg）	1.8 ～ 2.4mg/dL	⇧ 肝炎，腎不全（乏尿期），甲状腺機能低下症，アジソン病
		⬇ 甲状腺機能亢進症，慢性下痢，急性膵炎，アルドステロン症，腎不全（多尿期）
鉄（Fe）	男44 ～ 200μg/dL 女29 ～ 160μg/dL	⇧ 再生不良性貧血，悪性貧血，肝疾患
		⬇ 鉄欠乏性貧血，慢性感染症，出血性貧血
総鉄結合能（TIBC）	男250 ～ 365μg/dL 女250 ～ 410μg/dL	⇧ 鉄欠乏性貧血
		⬇ 慢性感染症，肝疾患，悪性腫瘍
不飽和鉄結合能（UIBC）		⇧ 鉄欠乏性貧血
		⬇ 再生不良性貧血，溶血性貧血

最近，骨のレントゲン写真，超音波測定による骨量の測定，尿・血液中の骨吸収マーカー，骨形成マーカーの測定から骨粗鬆症の診断および今後の骨折の危険性の予測，治療効果判定が行われている。骨代謝マーカーは癌の骨転移の診断にも使用される。代表的な骨代謝マーカーの種類を表 4 - 10 に示す。

表 4 - 10　代表的な骨代謝マーカー

		略　語	検　体
骨形成マーカー	骨型アルカリホスファターゼ	BAP	血清
	トータル I 型プロコラーゲン N-プロペプチド	Total P1NP	血清
	インタクト I 型プロコラーゲン N-プロペプチド	Intact P1NP	血清
骨吸収マーカー	デオキシピリジノリン	DPD	尿
	I 型コラーゲン架橋 N-テロペプチド	NTX	血清・尿
	I 型コラーゲン架橋 C-テロペプチド	CTX	血清・尿
	酒石酸抵抗性酸ホスファターゼ-5b	TRAcP-5b	血清
その他	低カルボキシル化オステオカルシン	ucOC	血清

8 酸塩基平衡

　血液の pH は，血液中の重炭酸（HCO_3^-），呼吸，尿への酸性物質の排泄などにより，pH 7.40 を中心に狭い範囲に調節され，急激な変化が起こらないようになっている。

　調節能力が低下し pH 7.35 以下になった場合をアシドーシス，pH 7.45 以上になった場合をアルカローシスという（表 4 - 11）。アシドーシス，アルカローシスは動脈血ガス分析とともに測定できる機器にて測定される。

表 4 - 11　血液 pH と疾患

	アシドーシス	基準値	アルカローシス
	6.8 〜 7.35 （6.8以下は死亡）	7.35 〜 7.45	7.45 〜 7.8 （7.8以上は死亡）
呼吸性	気道異物，呼吸不全，頭部外傷，肺気腫，気管支喘息，ポリオ，重症筋無力症		過換気症候群，肺炎，脳炎，発熱，うっ血性心不全，高山病
代謝性	糖尿病，腎不全，下痢，飢餓，脱水，アジソン病，高熱，肝性昏睡		原発性アルドステロン症，胃液嘔吐，クッシング症候群，ステロイド薬投与

9 腫瘍マーカー

腫瘍とは新生物ともよばれ，腫瘍細胞からなっている。正常な細胞と異なり，無秩序に増殖して腫瘤をつくり増大する。悪性と良性がある。

良性は周囲との境がはっきりとし，発育もゆっくりで，手術により比較的容易に取り除くことができる。また，発生した部位が生命に直結した臓器でないかぎりすぐに死亡することはない。

悪性は増殖が早く，まわりの組織との境界がはっきりせず浸潤型に増殖する。悪性度の高いものほど増殖は早く，死亡率も高い。上皮性腫瘍を癌，非上皮性腫瘍を肉腫とよぶ。良性か，悪性か，および悪性度などの判別は組織病理学的検査が必要である。

腫瘍マーカーとは，腫瘍細胞が産生した抗原や特殊蛋白質，ホルモン受容体，腫瘍遺伝子など腫瘍の診断に役立つ成分のことをいう。近年，多くの腫瘍マーカーが発見されており，血液検査によって悪性腫瘍診断が可能になった。単一成分の検査では確率が低い場合もあるため数種のマーカーを組み合わせ検査するのが一般的である。

腫瘍マーカーのほとんどは略語になっている。主な腫瘍マーカーを表4－12に示す。CEAは臓器特異性が低いが，悪性腫瘍の有無を調べるときなどによく利用される。

表4－12　主な腫瘍マーカー

神経芽細胞腫	NSE
甲状腺癌	CEA
肺癌	SCC抗原，NSE，SLX，CYFRA21-1，ProGRP
食道癌	SCC抗原，抗p53抗体，CEA
胃癌	CEA，CA19-9
大腸癌	CEA，CA19-9，抗p53抗体
肝癌	AFP，PIVKA-II，AFP-L3分画
胆道癌	CA19-9，CEA
膵癌	CA19-9，SLX，CEA，Span-1，DUPAN-2，CA50
膀胱癌	尿中NMP22，BTA
子宮癌	SCC抗原，CA125，CEA
卵巣癌	CA125，SLX
乳癌	CA15-3，抗p53抗体
前立腺癌	PSA，PSA F/T比
悪性リンパ腫	sIL-2R

10 ホルモン検査

　成長や生殖，生理的機能の調節，体内の恒常性維持を行う臓器には，神経系臓器と内分泌系臓器がある。このうち内分泌系臓器からはホルモンとよばれる化学物質が血管内に直接分泌されている。ホルモンにはその成分が作用する標的臓器（ターゲット臓器）があり，標的臓器に達したときだけその臓器の機能を調節する。そのため内分泌系疾患は内分泌臓器の異常だけでなく標的臓器の機能異常を起こす。

　内分泌系疾患はホルモンの過剰による機能亢進症と，欠乏による機能低下症のいずれかの症状として現れる。

　血清のほか，尿を検体とし，免疫学的測定法にて測定される。主なホルモンとその増加・減少に関係する疾患を分泌臓器別に整理して表4 − 13に示す。

表4 − 13　内分泌臓器と分泌されるホルモン

内分泌臓器	分泌されるホルモン	増加・減少する主な疾患（⇧：増加　⬇：減少）
視床下部	甲状腺刺激ホルモン放出ホルモン（TRH）	
	副腎皮質刺激ホルモン放出ホルモン（CRH）	
	黄体形成ホルモン放出ホルモン（LHRH）	
	成長ホルモン放出ホルモン	
	成長ホルモン抑制ホルモン	
	プロラクチン抑制因子	
	バゾプレッシン産生（ADH）	
	オキシトシン産生（OT）	
脳下垂体前葉	甲状腺刺激ホルモン（TSH）	⇧　甲状腺機能低下症（橋本病），クレチン症 ⬇　甲状腺機能亢進症（バセドウ病）
脳下垂体前葉	副腎皮質刺激ホルモン（ACTH）	⇧　クッシング病，ストレス，アジソン病 ⬇　副腎性クッシング症候群，ステロイド薬投与
	黄体形成ホルモン（LH）	⇧　更年期，閉経後
	卵胞刺激ホルモン（FSH）	
	成長ホルモン（GH）	⇧　末端肥大症，下垂体性巨人症 ⬇　下垂体性小人症
	プロラクチン（PRL）	⇧　乳汁露出症，プロラクチン産生腫瘍
後　葉	バゾプレッシンの貯蔵・分泌	⬇　尿崩症
	オキシトシンの貯蔵・分泌	⇧　切迫流産，胞状奇胎

内分泌臓器	分泌されるホルモン	増加・減少する主な疾患（⇧：増加　⬇：減少）	
甲状腺	サイロキシン（T₄）	⇧	甲状腺機能亢進症（バセドウ病）
	トリヨードサイロニン（T₃）	⬇	甲状腺機能低下症（橋本病，クレチン症）
	カルシトニン	⇧	高カルシウム血症，骨疾患
		⬇	低カルシウム血症
副甲状腺（上皮小体）	パラソルモン（PTH）	⇧	副甲状腺機能亢進症
		⬇	副甲状腺機能低下症
腎臓	レニン	⇧	腎性高血圧
	エリスロポエチン	⇧	多血症
		⬇	貧血
副腎皮質	アルドステロン	⇧	腎性高血圧
		⬇	アジソン病
	コルチゾール	⇧	クッシング症候群，クッシング病，ストレス
		⬇	アジソン病，クラインフェルター症候群
	アンドロゲン（男性ホルモン）	⇧	女性の多毛症，男性化症，先天性副腎皮質過形成
		⬇	ターナー症候群
髄質	アドレナリン	⇧	褐色細胞腫，神経芽腫
	ノルアドレナリン		
卵巣	プロゲステロン	⇧	多胎妊娠，胞状奇胎
		⬇	無月経，絨毛上皮腫
	エストロゲン	⇧	子宮内膜症，多胎妊娠
		⬇	無月経，切迫流産，胞状奇胎
精巣	テストステロン	⇧	多毛症，先天性副腎皮質過形成
		⬇	クラインフェルター症候群，男性更年期
膵臓 β 細胞	インスリン	⇧	肥満，インスリノーマ，先端肥大症
		⬇	糖尿病（特に1型）
膵臓 α 細胞	グルカゴン	⇧	先端肥大症
		⬇	糖尿病の母親から生まれた新生児
胎盤	ヒト絨毛性ゴナドトロピン	⇧	多胎妊娠，胞状奇胎，絨毛癌
		⬇	流産，早産，胎児死亡

11 心不全マーカー

心筋ストレスマーカーともよばれ，心筋で生合成，分泌されるホルモン。強力な利尿作用・血管拡張作用など心筋を保護する働きがある。脳内ナトリウム利尿ペプチド（brain naturluretic peptide：BNP），心房性ナトリウム利尿ペプチド（atrial naturluretic peptide：ANP）などがある。心室負荷，心肥大，心筋虚血などにより BNP，ANP の産生分泌が亢進する。これらの血中濃度を測定することにより，心疾患のスクリーニング，心不全の重症度評価，治療効果判定，予後の予測などを知ることができる。

●脳内ナトリウム利尿ペプチド

「脳内」ナトリウム利尿ペプチド（BNP）も「心房性」ナトリウム利尿ペプチド（ANP）も，利尿作用や血管拡張作用があり，心臓を保護する働きをしています。心臓の状態が悪くなれば，心臓を保護しなくてはいけませんので，たくさん分泌されます。その特徴から，心臓の働きが悪くなる「心不全」の状態を分泌量で知ることができるため「心不全マーカー」とよばれていて，「心房性」ナトリウム利尿ペプチドは「心不全」の治療薬としても使われています。

ところで，「脳内」ナトリウム利尿ペプチドってなんとなくおかしな名前だとは思いませんか？「心房性」ナトリウム利尿ペプチドのほうはちゃんと心臓に関係する言葉がついていますが，同じように心臓から分泌されているのに「脳内」ナトリウム利尿ペプチドって変ですよね。実は，「脳内」ナトリウム利尿ペプチドは，最初に見つかったところが豚の「脳内」だったのでこんな名前がついてしまったそうです。

もしかしたらいつか「心室性」ナトリウム利尿ペプチドと名前が変わってくるのかもしれません。でも，そうしたら略語の「BNP」も変わってしまいそうだし…。

「心室性」ナトリウム利尿ペプチドのほうがわかりやすいですが，せっかく覚えた略語が変わってしまったらまた覚え直すこととなります。酵素の GOT，GPT が AST，ALT と変わったとき，筆者はなかなか覚えられなくてずいぶん苦労しました。今でも時々混乱してしまいます。

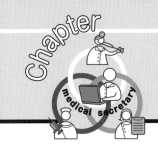

5 免疫学的検査

体内に自分以外のものが侵入すると，それに反応する特殊な蛋白質がBリンパ球によってつくられる。この特殊な蛋白質を抗体（Ab），抗体をつくらせる元となった物質を抗原（Ag）といい，抗体を産生するからだの反応を免疫とよぶ。

免疫学的検査では，抗体と元になった抗原の反応を利用し，体内の抗体や抗原の有無を調べる。

免疫は抗体だけでなく種々の白血球が関与しているため，白血球の機能の変化を調べる細胞免疫学的検査も行われている。

免疫学的検査の手法として，生体外（試験管内など）で反応を起こさせる *in vitro* 検査と，生体内で反応を起こさせる *in vivo* 検査とがある（図5−1 p.41参照）。

抗体は血液中のBリンパ球が変化した形質細胞によりつくられ，免疫グロブリン(Ig)，γグロブリンともよばれている。IgG・A・M・D・Eの5種類に分類され，感染症や免疫性疾患で増減するため，疾患の診断に役立てることができる（表5−1）。

免疫電気泳動法や，試薬との反応でできた沈降物の量を測定する方法（免疫比濁法），放射性物質や化学物質を抗原や抗体に標識し，それらの反応を検出する方法（RIA，EIA，CLIAなど）がある。それぞれの免疫グロブリンの特徴を示す。

- IgG：最も多い抗体。免疫により産生される主な抗体で胎盤通過性がある。
- IgA：粘膜面の局所免疫で，唾液，乳汁，涙液中の主な抗体で胎盤通過性はない。
- IgM：感染症初期に産生される抗体。
- IgD：作用は不明。
- IgE：即時型アレルギーを起こさせる抗体。アレルギーの原因物質ごとの特異的IgEの測定もされている。

表 5 - 1　免疫グロブリンの種類と疾患

免疫グロブリン	基準値	増加・減少する主な疾患（⇧：増加　⬇：減少）	
IgG	870 ～ 1,700 mg/dL	⇧	慢性感染症，自己免疫性疾患，膠原病，悪性腫瘍，慢性肝炎，肝硬変，G型多発性骨髄腫
		⬇	原発性免疫不全症，G型以外の多発性骨髄腫，ネフローゼ症候群，免疫抑制剤投与，悪性リンパ腫
IgA	110 ～ 410 mg/dL	⇧	肝疾患，IgA 腎症，自己免疫性疾患，膠原病，慢性感染症
		⬇	原発性免疫不全症，ネフローゼ症候群
IgM	35 ～ 220 mg/dL	⇧	慢性感染症，肝疾患，急性ウイルス感染症，自己免疫性疾患，子宮内感染症（トキソプラズマ，梅毒）
		⬇	乳幼児，悪性リンパ腫，原発性免疫不全症，多発性骨髄腫，低栄養，免疫抑制剤投与
IgD	2 ～ 12mg/dL	⇧	D型多発性骨髄腫，不明熱
		⬇	原発性免疫不全症
IgE	170U/mL 以下（IgE のみ国際単位を使用）	⇧	アレルギー性疾患，喘息，アトピー性皮膚炎，花粉症，E型多発性骨髄腫，寄生虫感染
		⬇	重症複合免疫不全症

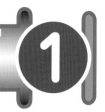

免疫性疾患・感染症の検査 ①

1 感染症の免疫学的検査

　感染症の検査では，病原性微生物の培養検査などがあるが，検査結果が出るまでに時間がかかるため，抗原（病原性微生物本体）や抗体，代謝産物を検出し，感染の有無，原因微生物の同定などに利用されている。

　抗体の存在から過去の感染を証明できるため，後天性免疫不全症候群（AIDS）や成人T細胞白血病（ATL）など感染から発病までに数年かかるレトロウイルス感染では，保菌者の発見に利用される。

（1）主なウイルス以外の感染症の検査

　リケッチア感染症，トキソプラズマ感染症，マイコプラズマ感染症，A群溶連菌感染症の検査について表5 - 2に示す。

表5-2 主なウイルス以外の感染症の免疫学的検査（梅毒は除く）

感染症	主な疾患	検査名	説　明
リケッチア感染症	発疹チフス，ツツガ虫病	Weil-Felix 反応	リケッチア感染者の血清の中に，プロテウス菌を凝集させる物質があることを利用した検査。
トキソプラズマ感染症	トキソプラズマ症	トキソプラズマ抗体	トキソプラズマ原虫の感染による抗体を調べる検査。不顕性感染者が多い。妊娠初期に妊婦が初めての感染を起こすと胎児に先天的な疾患を起こす場合がある。
マイコプラズマ感染症	マイコプラズマ肺炎	寒冷凝集素反応	0～4℃で0型の血球と反応し凝集させる抗体を検出する検査。
A群溶連菌感染症	上気道炎，糸球体腎炎，猩紅熱，リウマチ熱	抗ストレプトリジンO価（ASO価），抗ストレプトキナーゼ価（ASK価）	感染2～3週で菌体外毒素に対する抗体（ASO，ASK）が産生されるため，それを検出する。

（2）梅毒の検査

　　　梅毒とは，トリポネーマ・パリダムというスピロヘーターの感染で起こる性行為感染症の一つである。日本国内では感染患者数が減っていたが，近年では増加傾向がみられる。輸血，妊娠時に行われる検査でもある。生物学的偽陽性反応（BFP反応）という梅毒以外の疾患，自己免疫疾患や結核でも陽性を示すことがある（表5-3, 4）。

表5-3 梅毒検査

検査方法	測定法	説　明
STS法（脂質抗原）	ガラス板法 RPRカードテスト 自動分析法	ウシ心筋から抽出分離したカルジオライピン・レシチンというリン脂質を抗原として用いる検査方法。梅毒のスクリーニング検査として利用される。
TP法（TP抗原）	TPHA FTA-ABS ラテックス凝集免疫法	トリポネーマ・パリダム自体を抗原として抗体を検出する検査方法。特異性が高く，脂質抗原法に比べ偽陽性が少ない。感染初期の感度が低いので脂質抗原法と組み合わせて検査をすすめる。

表5-4 梅毒検査の判定

		STS法	
		陽性（＋）	陰性（－）
TP法	陽性（＋）	梅　毒	梅毒の既往があり治癒している
	陰性（－）	初期感染もしくはBFP	非梅毒

2 ウイルス感染症の検査

　感染症の原因微生物はウイルスが最も多いが，ウイルスの分離，同定には時間がかかるため，免疫学的検査を利用した診断方法が一般的に行われている。

　持続感染，母子感染，輸血時に問題となるウイルスなどが主な検査項目となる（表5－5）。

表5－5　ウイルス感染検査

疾　患	原因ウイルス	検査項目	説　明
A型肝炎	A型肝炎ウイルス（HAV）	• 糞便中に排泄されるウイルスにより経口感染を起こす。急性肝炎を起こすが，予後良好で慢性化することはほとんどない。	
		IgG型HA抗体	IgG型抗体は生涯陽性となり，過去の感染の証明になる。
		IgM型HA抗体	IgM型抗体の証明により現時点での感染の確定診断とする。
B型肝炎	B型肝炎ウイルス（HBV）	• 血液を介して感染し，急性肝炎を起こす一過性感染と，生涯持続的に感染が続き，症状の現れない不顕性感染がある。病期により血中に出現する抗原，抗体が変化し，感染力も変わる。	
		HBs抗原	現在の感染を表す。B型肝炎の診断には必須の検査。
		HBs抗体	HBs抗原が消滅した後数カ月してから出現する。抗体の存在は治癒，過去のB型肝炎ウイルスの感染を証明する。感染防御抗体でもあり，この抗体を産生させるワクチン摂取が行われている。
		HBc抗体	感染後生涯持続する抗体。抗体価の高さと種類により現在の感染か，過去の感染かを知ることができる。
		HBe抗原	血液中にウイルスが存在する証明となる。抗原量が感染力の指標となる。
		HBe抗体	HBe抗原が消滅した後出現する。この抗体の出現はウイルスの排除が行われたことを証明する。
C型肝炎	C型肝炎ウイルス（HCV）	• 血液を介して感染する。A型，B型に比べ慢性化しやすく，肝硬変，原発性肝癌を発生させる率も高い。	
		HCV抗体	抗体の証明でウイルス感染が診断できる。
		HCVコア抗体	血中ウイルス量を反映するため，インターフェロン治療の効果判定に使用される。
		HCVグルーピング検査	インターフェロン治療効果予測のため行う。HCVウイルスの遺伝子型判定の検査。
成人T細胞白血病	ヒト細胞白血病ウイルス-I型（HTLV-I）	HTLV-I抗体	母児間感染，夫婦間感染が主。潜伏期が長く，本人もキャリアであることに気づいていないことが多いため妊娠時検査のほか輸血時の供血者の検査項目にも組み入れられている。

疾　患	原因ウイルス	検査項目	説　明
後天性免疫不全症	ヒト免疫不全ウイルス（HIV）	HIV 抗体 HIV 抗原	抗体の証明で感染を知ることが一般的。抗体産生が行われていない感染初期や母子感染の判定には抗原の検出を行う。
風疹	風疹ウイルス	風疹ウイルス抗体	風疹（三日はしか）の検査。妊娠早期に感染すると胎児に異常の出る場合がある。
流行性耳下腺炎	ムンプスウイルス	ムンプスウイルス抗体	流行性耳下腺炎（おたふく風邪）の検査。成人での感染では精巣炎などの合併症の頻度が高い。
伝染性単核症	EB ウイルス	EB ウイルス抗体	伝染性単核症の原因ウイルスの検査。ヒツジ赤血球凝集力をみる Paul-Bunnell 反応検査もある。
インフルエンザ	インフルエンザウイルス	インフルエンザウイルス抗原	咽頭・鼻腔拭い液を検体として使用。10 ～ 20 分で同定可能の迅速診断キットが普及している。
		インフルエンザウイルス抗体	血清を検体として使用。流行しているウイルスの型を把握するために行われる。

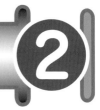

アレルギー検査 ②

　　人体内で起こる免疫反応は，本来人体に有益に働くはずであるが，過剰反応により，人体に不利な症状を起こした場合をアレルギーとよぶ。反応の違いによりⅠ～Ⅴ型に分けられるが，アレルギー検査は一般にⅠ型アレルギーの検査のことをいう。

　　Ⅰ型アレルギーには喘息，アトピー性皮膚炎，蕁麻疹，アレルギー性鼻炎，食物アレルギーなどがあり，原因となる抗原をアレルゲンという（表 5 - 6）。

　　アレルギー検査には in vitro 検査と，in vivo 検査（図 5 - 1）がある。

　　アレルギーを判定する際に行われる血液検査を表 5 - 7 に示す。

　　in vivo 検査は，アレルゲンと推定される物質を体内に入れ，反応を調べる検査で感度，特異性に優れるが，患者に対する負担も大きく，医師の監督のもとで行われる。皮内反応，スクラッチテスト，パッチテスト，誘発試験などがある。

表 5 − 6　代表的な疾患と主なアレルゲン

代表的な疾患	主なアレルゲン
アトピー性皮膚炎，気管支喘息，アレルギー性鼻炎，アレルギー性結膜炎	ハウスダスト
気管支喘息，アレルギー性鼻炎，アレルギー性結膜炎	動物の皮膚
アレルギー性鼻炎，アレルギー性結膜炎	花粉（スギ，ヒノキなど）
喘息，アレルギー性鼻炎，アレルギー性結膜炎	真菌（アスペルギルス，青カビ）
食物アレルギー	鶏卵，牛乳，落花生，ソバ，小麦，エビ，カニなど
薬物アレルギー	アスピリン，ヨード造影剤，ラテックスなど

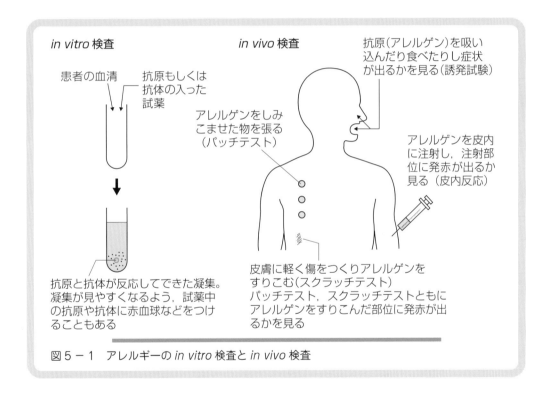

図 5 − 1　アレルギーの *in vitro* 検査と *in vivo* 検査

表 5 − 7　アレルギーの血液検査

	説　明
血清中総 IgE 量測定	Ⅰ型アレルギーでは IgE が増加するため血液中の IgE 量を測定し，アレルギーの有無，治療効果を測定。
血清中特異的 IgE 量測定	推定されるアレルゲンを絞り，それに反応する IgE 量を測定。最近では同時に多項目の測定が可能となっている。
ヒスタミン遊離試験	患者の末梢血中の好塩基球をアレルゲンと接触させ，遊離するヒスタミン量を測定しアレルゲン検索を行う検査。

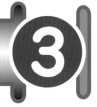

自己免疫疾患検査 ③

　自分のからだの成分に対しては抗体をつくらないのが普通だが，何らかの原因で自己成分を抗原とした抗体が産生され，自分自身のからだを攻撃してしまうことがある。この抗体を自己抗体とよび，この抗体の攻撃によって起こる疾患を自己免疫疾患とよぶ。

　自己免疫疾患の代表としては，自己免疫性溶血性貧血，多発性硬化症，橋本病，全身性エリテマトーデス（SLE），関節リウマチなどがある。自己抗体を調べることにより診断の補助手段とすることができる（表5－8）。

表5－8　主な自己免疫性疾患と診断に使用される自己抗体

疾　患	自己抗体の種類
バセドウ病	抗 TSH 受容体抗体
1 型糖尿病	抗 AD 抗体，抗膵島細胞質抗体，抗 IA-2 抗体
重症筋無力症	抗アセチルコリン受容体抗体，抗 MuSK 抗体
原発性胆汁性胆管炎	抗ミトコンドリア抗体，抗ミトコンドリア-M$_2$ 抗体
関節リウマチ	RF（リウマトイド因子），抗 CP 抗体
シェーグレン症候群	抗 SS-A 抗体，抗 SS-B 抗体
皮膚筋炎・多発性筋炎	抗 Jo-1 抗体，抗 MDAS 抗体，抗 TIF1-γ 抗体，抗 Mi-2 抗体
強皮症	抗 Scl-70 抗体，抗 RNA ポリメラーゼⅢ抗体，抗セントロメア抗体
SLE	抗 DNA 抗体，抗 Sm 抗体

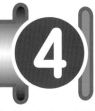

細胞性免疫検査 ④

　細胞性免疫とは，主にＴリンパ球が働く免疫反応のことをいう。免疫不全症，自己免疫性疾患，移植などが検査対象となる。近年測定機器が進化し，以前に比べて検査を行う場が増えてきている。表5－9に細胞性免疫検査の種類を示す。

表5−9　細胞性免疫検査の種類

	説　明	異常値を示す主な疾患
T細胞B細胞比率	Tリンパ球とBリンパ球のどちらが増えているかを調べる。	免疫不全症，リンパ性悪性腫瘍，感染症，悪性腫瘍，伝染性単核球症
リンパ球サブセット検査	リンパ球の表面上の抗原による分類。 CD番号を付けられたモノクローナル抗体により識別される。	自己免疫疾患，後天性免疫不全症，白血病，リンパ腫
リンパ球幼若化試験	リンパ球が抗原と反応し，芽球細胞へと幼若化する機能があるかを調べる。	自己免疫疾患，後天性免疫不全症，白血病，リンパ腫

●モノクローナル抗体

　最近，検査や治療薬で「モノクローナル抗体」という言葉をよく聞くようになりました。「モノ」とは1つ，「クローナル」は純粋にそれだけの集合というような意味があります。Bリンパ球は形質細胞となり抗体をつくりますが，1つのBリンパ球は1種類の抗体だけをつくります。

　モノクローナル抗体は，いくつものリンパ球の中から目的の抗体をつくるBリンパ球だけを取り出し，そのBリンパ球に無限に増殖できる力をつけ，目的の抗体だけをたくさんつくらせるという技術で人工的につくられています。モノクローナル抗体の「1つの目的物とだけ反応する純粋な抗体」という特徴を使い，検体内の目的物を特異的に調べることができるので，近年はモノクローナル抗体を用いた検査項目が随分と増えました。

　これから検査や治療薬で「モノクローナル抗体」の名前を聞く機会がもっと多くなりそうです。

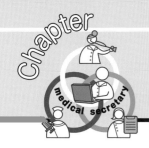

6 輸 血 検 査

輸血とは，手術・外傷・造血機能の低下などにより血液量が低下した場合，循環を維持できなくなるため，緊急に外部から血液を血管内に注入する処置のことである。輸血のほとんどは自分以外の第三者の体成分である血液を使用するため，さまざまな副作用が起こる恐れがあり，その副作用を極力少なくすることを目的として輸血検査が行われる。

輸血に使用される血液製剤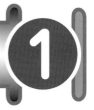

表6－1に輸血に使用される血液製剤の種類を示す。

表6－1　輸血の種類と血液製剤の種類

輸血の種類・血液製剤		特　徴	適応疾患
自己血輸血	自分の血液をあらかじめ採取貯蔵しておいたものを使用	感染症やその他の副作用がない。 治療予定が決まっている場合に行われる。 自分の身体に余力がないとできない。 血液を増やすためにあらかじめ鉄剤，造血剤などを投与する。	緊急性のない手術時
同種血輸血	献血などで第三者より採取した血液を使用	感染症やその他の副作用の可能性あり。 輸血前適合検査が必要。 特別な血液型でない限り入手しやすい。	
成分輸血	血液成分のうち必要な成分だけを輸血する	必要成分だけを輸血できる。	
	赤血球製剤	最も多く使用されている。	手術時，貧血治療
	血小板製剤	血小板減少時および造血疾患治療に使用される。	血小板減少性紫斑病，DIC，再生不良性貧血，骨髄異形成症候群，白血病
	血漿製剤	血液凝固因子を含む。	血液凝固因子欠乏による出血傾向，血友病
	アルブミン製剤（血漿分画成分）	血漿より生成。	出血性ショック，肝硬変による腹水，ネフローゼ症候群による肺水腫
	合成血液	O型血球にAB型血漿を加えたもの。	ABO血液型不適合による新生児溶血性疾患

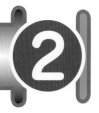

輸 血 検 査 ②

　輸血の副作用には，供血者（ドナー）の血液中に混入した病原性微生物による感染性の副作用と，供血者と受血者（レシピエント）との間に起こる免疫反応性の副作用がある。

　輸血検査は特に免疫反応性の副作用予防のために行われ，供血者に行われる検査と受血者に行われる検査（表6－2），両者の血液の適合性をみる検査とがある（表6－3，図6－1, 2）。

表6－2　輸血時の検査

検査の種類	供血者の検査	受血者の検査
感染予防の検査	肝炎ウイルス抗体（HBs 抗体，HBc 抗体，HCV 抗体）	
	肝炎ウイルス抗原（HBs 抗原）	
	梅毒血清反応（梅毒トリポネーマ抗体検査）	
	HTLV-1 抗体	
	HIV-1, 2 抗体	
	HBV・HCV・HEV・HIV 核酸増幅検査	
	ヒトパルボウイルス B19 抗原検査	
	サイトメガロウイルス抗体	
免疫反応予防の検査	ABO 式血液型	ABO 式血液型
	Rho（D）抗原（Rh 式血液型）	Rh 式血液型
	不規則抗体（ABO 式血液型以外の抗体）スクリーニング	不規則抗体スクリーニング
	HLA 検査（複数回の血小板輸血をしている場合）	
その他血液適性をみる検査	生化学的検査（ALT, γ-GT, TP, アルブミン, A/G 比, コレステロール, グリコアルブミン）	
	血液一般検査（RBC, Ht, Hb, WBC, 血小板数, 赤血球平均恒数）	

注）供血者の検査については，日本赤十字社で行われているものを挙げた。

表6－3 ABO式血液型の判定

		血液型			
		A型	B型	AB型	O型
表検査：抗血清に被検者の血液を1滴混ぜ凝集の有無をみる	抗A血清	凝集	非凝集	凝集	非凝集
	抗B血清	非凝集	凝集	凝集	非凝集
裏検査：A型血球，B型血球，O型血球に被検者の血漿を加え凝集の有無をみる	A型血球	非凝集	凝集	非凝集	凝集
	B型血球	凝集	非凝集	非凝集	凝集
	O型血球	非凝集	非凝集	非凝集	非凝集

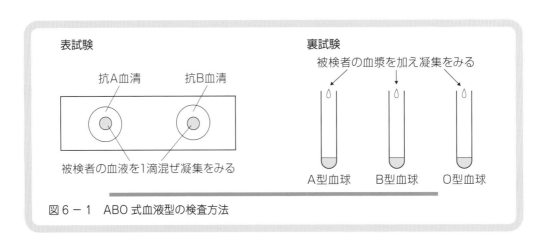

図6－1 ABO式血液型の検査方法

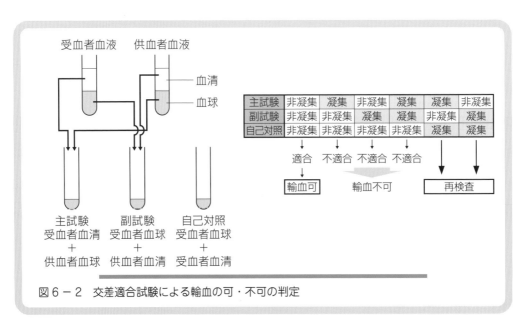

図6－2 交差適合試験による輸血の可・不可の判定

ヒト白血球抗原（HLA）検査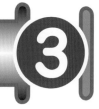

　ヒト白血球抗原（HLA）とは白血球の血液型をいい，全身の組織と抗原性が同じであるため，臓器移植時，骨髄移植時には欠かせない検査となっている。

　HLA の関係する副作用には，拒絶反応や移植片対宿主病（GVHD）がある。ドナーのリンパ球がレシピエントの体内で増殖し，レシピエントの組織を攻撃しさまざまな重篤な症状を引き起こす。発病すると救命はきわめて難しい。

　現在輸血血液においては予防として輸血用血液に放射線照射を行い，白血球の増殖能力をなくしているため，輸血による発症は少なくなった。血小板輸血を繰り返す場合には副作用の予防のために行われているが，輸血時検査としては一般的ではない。

　そのため，HLA 検査は輸血検査というより，移植時の検査としてとらえるほうがよい。

●陽性，陰性，偽陽性

　尿検査や免疫検査で，「陽性」「陰性」「偽陽性」という結果が出されることがあります。「陽性」は検査の目的物質があること，「陰性」はないこと，ということはなんとなくわかると思います。問題は「偽陽性」（±）という結果です。これには 2 つの意味があります。ひとつは「陽性とするほどではないけれど少しは目的物質がある」という意味で，尿検査などの結果でよく使われます。もうひとつは「あるかもしれないし，ないかもしれないし…ちょっと微妙。もしかしたら検査結果が間違ってるかもしれないし…」という意味で免疫検査のときによく聞きます。このときにはもっと微量な量を調べられる検査を行うなどをして陽性なのか陰性なのかをはっきりさせなくてはいけません。検査結果が「偽陽性」のときにはだいたい結果結果の用紙に「再検査済」と書いてあるはずです。気をつけてみてください。

●生体検査と生理学的検査

　「生体検査と生理学的検査はどう違うの？」と似た言葉なのでよく聞かれます。生体検査は，患者さんのからだそのものを使用する検査。検査機器をとりつけたり，体内に入れたり，特殊な検査薬を体内に入れたりと，患者さんにちょっと頑張っていただかなくてはならない検査です。生理学的検査も患者さんのからだを使わせていただくので生体検査の仲間といえますが，患者さんの身体の表面に検査機器をとりつけて，体内で起こっていることを目に見える形にして，状態を見る検査です。患者さんに対して危険が少ないため，これは臨床検査技師が行うことができます。

　生体検査の中で，特に患者さんの身体の中に直接検査機器を入れたりする検査はかなり苦しいので局所麻酔が必要なときもあり「侵襲的検査」とよばれています。このように患者さんに危険が多い検査や，麻酔が必要な検査は主に医師が行っています。

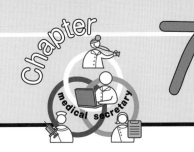

7 微生物検査

　微生物とは，顕微鏡でなければ見ることのできない小さな生物のことをいうが，医学的に問題とされているのはその中で感染症の原因となるもので，病原性微生物として一般の微生物とは区別している（表7-1）。

　微生物検査では，感染症の原因微生物の検出と，治療を行ううえで効果のある薬の種類と量を調べることが目的となる。検体からの微生物の分離や培養には時間がかかるため，病原性微生物を抗原とする免疫学的検査や，遺伝子学的検査も並行して行われている。

表7-1　病原性微生物の種類

種　類		特　徴	代表的な疾患
細　菌		細胞膜がある DNA・RNA の両方をもつ 抗生物質が効く 人工培地での培養が可能	猩紅熱，ジフテリア，淋病，コレラ，赤痢，結核，破傷風
	マイコプラズマ	人工培地で培養できる最小の微生物	マイコプラズマ肺炎
	スピロヘーター	らせん状の形態 抗生物質が効く	梅毒 ワイル病
リケッチア		DNA・RNA の両方をもつ 抗生物質が効く 培養に生きた細胞が必要 節足動物によって媒介される 発疹・発熱をおこす	ツツガムシ病，日本紅斑熱，発疹チフス，Q 熱，ネコひっかき病
クラミジア		DNA・RNA の両方をもつ 培養に生きた細胞が必要	トラコーマ，オウム病，鼠径リンパ肉芽腫，クラミジア感染症
真　菌		かびの一種 人工培地での培養が可能	鵞口瘡，カンジダ腟炎，白癬（水虫），ニューモシスチス肺炎（以前は原虫に分類されていた）
ウイルス		DNA か RNA のどちらかをもつ 抗生物質が効かない 培養に生きた細胞が必要	後天性免疫不全症，風疹，流行性耳下腺炎，小児麻痺，麻疹，水痘，帯状疱疹，日本脳炎，成人 T 細胞白血病，インフルエンザ，ウイルス性肝炎
原　虫		寄生虫の一種	アメーバ赤痢，マラリア，トキソプラズマ症

DNA：デオキシリボ核酸
RNA：リボ核酸

1 直接塗抹検査

　採取した検体を直接スライドガラスに塗り，染色を行い顕微鏡で観察する検査。特徴のある微生物などはこれでほぼ同定できる（図7－1）。

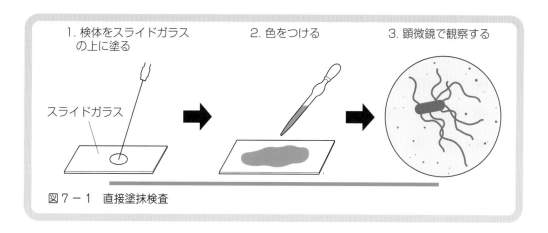

1. 検体をスライドガラスの上に塗る

スライドガラス

2. 色をつける

3. 顕微鏡で観察する

図7－1　直接塗抹検査

2 培養検査

　微生物が育つために必要な物質を含んだ液やその液を寒天で固めたものを培地とよび，それに検体を塗りつけ微生物を増やすことを培養という（図7－2）。細菌や真菌は比較的培養が簡単であるが，その他の微生物は培養が困難で時間がかかりすぎる，な

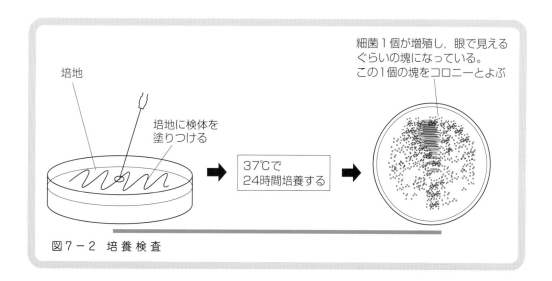

培地

培地に検体を塗りつける

37℃で24時間培養する

細菌1個が増殖し，眼で見えるぐらいの塊になっている。この1個の塊をコロニーとよぶ

図7－2　培養検査

どの理由から培養以外の検査が行われることが多い。

　培養された微生物はさらに，種類ごとの分類培養や顕微鏡での観察，生化学的試験，免疫学的試験，遺伝子型検査などにより種，型を決定する。培養には24時間以上が必要なため迅速に結果を出すことはできないが，確定診断や治療薬剤を決めるためには重要な検査でもある。

③ 薬剤感受性検査

　感染症の治療で，原因微生物に対して効果のある薬剤と必要な量を決定するために必須の検査。

　薬剤を混入した培地に微生物を加え，発育の有無をみる検査と，微生物を寒天培地表面全体に塗布し，薬剤をしみ込ませた濾紙などを乗せ，微生物発育の有無をみる方法（図7-3）がある。

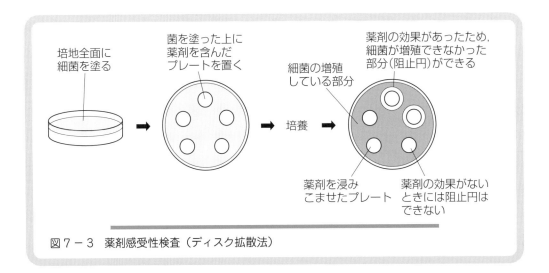

培地全面に
細菌を塗る

菌を塗った上に
薬剤を含んだ
プレートを置く

細菌の増殖
している部分

薬剤の効果があったため，
細菌が増殖できなかった
部分（阻止円）ができる

培養

薬剤を浸み
こませたプレート

薬剤の効果がない
ときには阻止円は
できない

図7-3　薬剤感受性検査（ディスク拡散法）

●検体採取と検体採取料

　「検体にできるのはどんなものですか？」「検体採取料のとれるものととれないものがあるのはどうしてですか？」という質問をされることがあります。

　「検体にできるもの」には「患者さんの身体からとれて検査できるものなら何でも」です。一番使用されている検体は，尿・便・血液・穿刺液（体内にたまっている液体で，注射器などで採取できるもの）と痰・組織（身体の一部）です。

　診療報酬における「検体採取料」は，「患者さんが自分でとれるものには点数がつかない」（尿や便など），「手術や処置の『ついで』に採取したときは点数がつかない」と考えたらよいです。そして，医師や看護師，検査技師などに採取してもらわなくてはならない場合は，「採取に特殊な技術が必要」なため採取料がつきます。

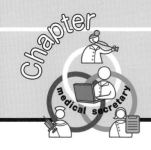

8 病理組織学的検査

　病理組織学的検査は，患者から得られた組織や細胞を検体として，肉眼的，顕微鏡的な変化を直接観察する検査である（図8－1）。使われる顕微鏡は光学的顕微鏡だけでなく，より微細な変化がわかる電子顕微鏡も使用される。

　病理組織学的検査は組織学的検査（組織診）と，細胞学的検査（細胞診）（図8－2）に分けられる。組織診は手術や試験的切除によって採取された組織の塊を検体とし，細胞診は患部をこすったり吸引したりして剥がれた細胞を検体として使用する。検体の採取方法は違っているが，両方とも主に悪性腫瘍の検査として行われている。

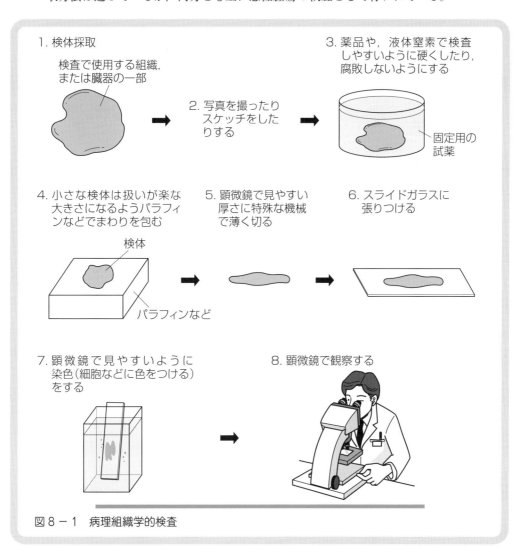

1. 検体採取
　検査で使用する組織，または臓器の一部

2. 写真を撮ったりスケッチをしたりする

3. 薬品や，液体窒素で検査しやすいように硬くしたり，腐敗しないようにする
　固定用の試薬

4. 小さな検体は扱いが楽な大きさになるようパラフィンなどでまわりを包む
　検体
　パラフィンなど

5. 顕微鏡で見やすい厚さに特殊な機械で薄く切る

6. スライドガラスに張りつける

7. 顕微鏡で見やすいように染色（細胞などに色をつける）をする

8. 顕微鏡で観察する

図8－1　病理組織学的検査

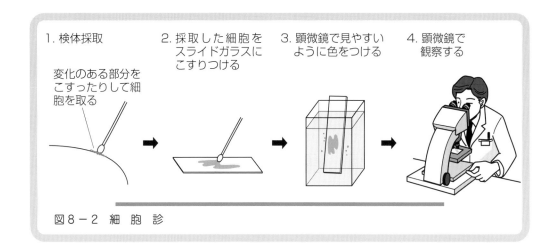

1. 検体採取

変化のある部分を
こすったりして細
胞を取る

2. 採取した細胞を
スライドガラスに
こすりつける

3. 顕微鏡で見やすい
ように色をつける

4. 顕微鏡で
観察する

図8-2 細 胞 診

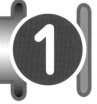

病理組織学的検査の流れ ①

　採取された検体は，臨床医の作成した依頼書（臨床症状や他の検査結果などが書かれ
ている）とともに検査室に提出される。

　検査終了後，病理医へ検査依頼書，顕微鏡標本，スケッチ，検体採取時の写真などを
提出し，病理医が異常な部分の有無を確認した後，検査依頼をした医師に報告する。

　悪性腫瘍の摘出手術中などでは，切除範囲を判断するために手術中に摘出された臓器
の病理組織学的検査を行う。検査結果は 20 ～ 30 分以内に報告されなくてはいけないた
め，迅速組織診断として検査を短時間で行える方法が確立されている。しかし，一般に
病理組織学的検査の検査結果が患者に報告されるまでは最低１週間は必要となる。

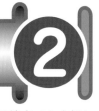

細胞学的検査（細胞診） ②

　検体採取に患者の負担が少ないため，癌の集団検査やスクリーニング検査でよく行わ
れる。パパニコロ染色という悪性細胞を見つけやすい染色方法がよく使われ（図8－2），
癌細胞の判定にはパパニコロの分類が使用される（表8－1）。

表8－1　パパニコロの分類

陰　性（−）	Class Ⅰ	正常（異型細胞はみられない）	今後の検査は定期検診でよい
	Class Ⅱ	異型細胞はみられるが悪性ではない	
偽陽性（±）	Class Ⅲa	悪性が疑われる細胞がみられるが悪性と判断できない	再検査，追跡検査が必要
	Class Ⅲb	Ⅲaは良性寄り，Ⅲbは悪性寄りとする	
陽　性（＋）	Class Ⅳ	悪性の疑いが濃厚な異型細胞がみられる	癌の精密検査が必要
	Class Ⅴ	悪性と判断できる異型細胞がみられる	

異型細胞：正常ではない細胞

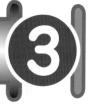

生体組織診断（生検）　3

　内視鏡などを使用し，まわりの組織に比べ変化のある部分を少し切り取り，病理組織学的検査を行い診断をつけることである（図8－3）。

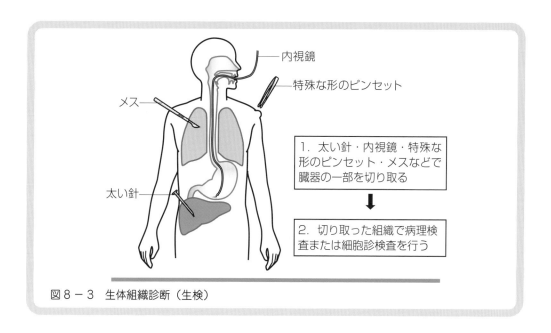

内視鏡

特殊な形のピンセット

メス

太い針

1．太い針・内視鏡・特殊な形のピンセット・メスなどで臓器の一部を切り取る

↓

2．切り取った組織で病理検査または細胞診検査を行う

図8－3　生体組織診断（生検）

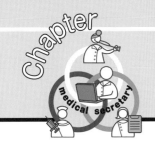

9 遺伝子・染色体検査

　細胞の核にはDNA（デオキシリボ核酸）が存在し，そのDNA上に遺伝情報を伝える遺伝子が存在する。遺伝子は人体の各部をつくり出す設計図のようなものであり，DNAは細胞分裂時に染色体という塊をつくり，まったく同じ複製をつくり分裂し遺伝子情報を伝えていく。正常な染色体は22対44本の常染色体と，2本の性染色体の計46本があり（図9－1），染色体の数，形態の異常は遺伝上の疾患を起こすため，染色体検査は主として先天異常の診断や出生前診断など遺伝相談に利用されているほか，白血病などの腫瘍の診断にも欠かせない検査となっている。また近年，遺伝子の解析が進み，遺伝子異常による疾患だけでなく，薬剤感受性，培養に長時間必要とする病原性微生物の遺伝子による同定検査もできるようになった。

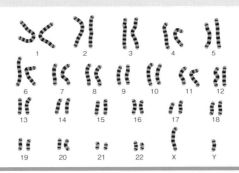

図9－1　染　色　体

染色体検査 ①

　染色体異常には先天的なものと，後天的に起こるものがある。先天的な異常は親から異常染色体を受け継いだものと，受精卵が分裂する間に起こったものがあり，全身の細胞が同じ染色体異常を示す。後天的に起こったものは腫瘍性のものが多く，正常な染色体をもつ細胞と異常な染色体をもつ細胞とが同時に存在する（これをキメラとよぶ）。
　染色体異常は数の異常と構造の異常とに分けられる（表9－1）。総合的にみて染色体の過不足がなければ当人には異常は現れないが，異常が受精卵に伝わると，子どもに染色体異常が現れる。

表9-1 染色体異常と代表的な疾患・症状

染色体異常の種類			代表的な疾患	症状
倍数体		細胞内の染色体数全体が3倍・4倍になる	悪性腫瘍	
数の異常	異数型	2本1対の染色体が，1本のみや3本となる		
		モノソミー X	タナー症候群 • 性染色体異常 • X染色体が1本のみ	• 低身長 • 外見は女性だが，内生殖器の発育不全がある • 翼状頸 • 軽度の知能障害のある場合がある
		正常 XX	クラインフェルター症候群 • 性染色体異常 • X染色体の数が多い	• 外見は男性だが，第二次性徴の発達が乏しい • 軽度の知能障害のある場合がある • 無精子症
		トリソミー XXX	21トリソミー （ダウン症候群） • 常染色体異常 • 21番染色体のトリソミー	• 中程度の精神発達遅滞 • 特徴的な顔貌 • 心奇形 • 高齢出産での発生が多い
			13トリソミー （パトウ症候群） • 常染色体異常 • 13番染色体のトリソミー	• 口唇裂・口蓋裂 • 指の形態異常 • 眼の形態異常 • 心形態異常 • 重度の形態異常のため，新生児期に死亡することが多い
			18トリソミー （エドワード症候群） • 常染色体異常 • 18番染色体のトリソミー	• 小頭症 • 鼻・眼・下顎が小さい • 耳介の変形 • 心形態異常 • 重度の形態異常のため，新生児期に死亡することが多い
構造の異常	欠損	染色体の一部が欠落している 一部分が欠損し，染色体の腕が短くなる	5p-症候群 （猫なき症候群）	• 新生児期のなき声の異常 • 眼間が広い • 重度の精神発達遅延
	重複	染色体の一部が2重になっている 一部分が重複し，染色体の腕が長くなる		
	転座	2本の染色体の一部が相互に交換された状態 染色体1　染色体2 それぞれの染色体の一部分が入れ代わる		
	挿入	染色体の一部が切れ，他の染色体に結合している 染色体1　染色体2		

1 染色体の検査方法

　白血球，腫瘍細胞，羊水内の細胞などを検体とし，培養し分裂させ，染色体が現れたところで染色体を染色し，顕微鏡で観察する。単に染色体の数および形態をみる場合と，染色体上の縞模様（バンドとよぶ）を分析する場合とがある（図9 - 2）。

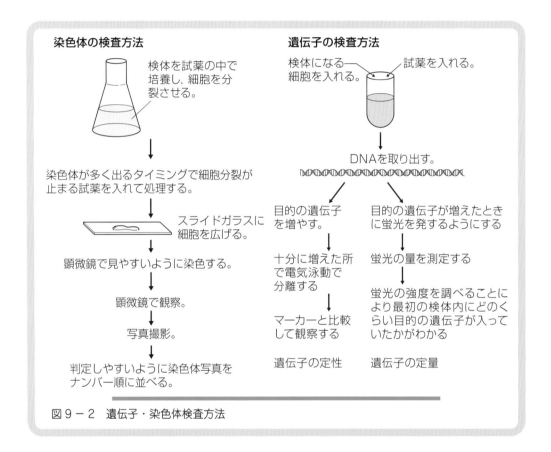

染色体の検査方法

検体を試薬の中で培養し，細胞を分裂させる。

↓

染色体が多く出るタイミングで細胞分裂が止まる試薬を入れて処理する。

↓

スライドガラスに細胞を広げる。

顕微鏡で見やすいように染色する。

↓

顕微鏡で観察。

↓

写真撮影。

↓

判定しやすいように染色体写真をナンバー順に並べる。

遺伝子の検査方法

検体になる細胞を入れる。　試薬を入れる。

↓

DNAを取り出す。

目的の遺伝子を増やす。　　目的の遺伝子が増えたときに蛍光を発するようにする

十分に増えた所で電気泳動で分離する　　蛍光の量を測定する

マーカーと比較して観察する　　蛍光の強度を調べることにより最初の検体内にどのくらい目的の遺伝子が入っていたかがわかる

遺伝子の定性　　遺伝子の定量

図9 - 2　遺伝子・染色体検査方法

2 検査の適応

　先天的な染色体異常による疾患は診断されても治療方法が少なく，特に出生前検査においては胎児の生死を決定することになるため難しい問題であり，遺伝疾患カウンセリングが行われたうえで，検査を行うことが多い。

　一般的には，以下のような場合に検査が行われる。

①第1子に染色体異常が見つかった場合の，第2子以後に染色体異常が発生する危険率の推定

②多発性の身体内外の形態異常，発達遅滞，成長障害，精神遅滞がみられた場合の原因診断

③習慣性流産，不妊症でほかの検査に異常がみられない場合

④夫婦のどちらかが染色体異常の保因者である場合

⑤高齢妊娠

⑥重篤な胎児異常の可能性を診断された場合

3 白血病および腫瘍細胞の検査

染色体検査が最もよく行われているのは造血器系腫瘍である。腫瘍細胞内の染色体異常の証明により，診断と予後の判定，治療薬の選択や治療効果，寛解の判定などに大きく役立っている。なかでも慢性骨髄性白血病でみられるフィラデルフィア染色体（Ph^{1}染色体）が最も知られている。

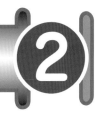

遺伝子検査②

現代，遺伝子検査はかなり一般的となり，悪性腫瘍の遺伝子検査のほか，対象となる先天性疾患や難病，病原性微生物検査は年々増えている（表9−2）。

検査方法としては，目的の遺伝子だけを増幅し（PCR法）電気泳動法で分離，発色させた後マーカーと比較する方法などがある（図9−2）。

●PCR 検査？

新型コロナウイルス感染症が世界中で猛威を振るいだしてから，あちこちで「PCR 検査」という言葉を聞くようになりました。皆さんのなかには早速診療点数早見表の本の索引で「PCR 検査」を調べた方がいるのではないかと思います。「PCR 検査」という項目はありましたか？私も探してみましたがそういう項目は見つかりませんでした。なぜでしょう？

実は，PCR とは polymerase chain reaction（ポリメラーゼ連鎖反応）という言葉を略したもので，遺伝子の特定の配列を増幅させる「方法」のことなのです。ですから本来は「PCR 法を利用した核酸（遺伝子）検出・定量検査」であって「PCR 検査」ではないのですが，いつの間にか「PCR 検査」＝「（新型コロナウイルスの）核酸検出検査」の意味で使われるようになってしまいました。確かに「PCR（法を利用した核酸検出・定量）検査」と真ん中を略せば「PCR 検査」になりますし，一般の方に説明するときには「PCR 検査」のほうがわかりやすそうです。

それとも何年か後には「PCR 検査」が正式名称になるのでしょうか。

表 9 - 2　主な遺伝子検査項目

	遺伝子検査の行われている主な項目	検査の目的
悪性腫瘍細胞	腫瘍関連遺伝子検査	胃癌，大腸癌，膵癌，肺癌，膀胱癌，子宮癌などの発生の予測，診断，治療方法の判定 使用する抗悪性腫瘍薬の選定
	造血器腫瘍遺伝子検査	造血器腫瘍の診断・治療効果の判定
ヒト生殖細胞	先天性疾患遺伝学的検査	• Duchenne 型，Becker 型，福山型の進行性筋ジストロフィー • 栄養障害型表皮水疱症 • 家族性アミロイドーシス • 先天性 QT 延長症候群 • 脊髄性筋萎縮症 • 中枢神経白質形成異常症 • ムコ多糖症 I 型・II 型 • ゴーシェ病 • ファブリ病 • ポンペ病 • ハンチントン舞踏病 • 球脊髄性筋萎縮症　などの先天性疾患の診断
	薬剤感受性遺伝子検査	薬剤の効果量の選定，副作用の予測と回避
	ミトコンドリア遺伝子	細胞内のミトコンドリア DNA 異常による筋・神経系疾患・糖尿病などの診断
病原性微生物	B 型肝炎ウイルス核酸定量	培養検査では同定に時間のかかる細菌や感染から発病までに時間のかかるウイルス，緊急に診断が必要なウイルスの同定
	C 型肝炎ウイルス同定・定量	
	E 型肝炎ウイルス核酸同定	
	HIV 核酸同定・定量	
	HIV 薬剤耐性	
	ヒトパピローマウイルス核酸定量	
	SARS コロナウイルス核酸定量	
	SARS コロナウイルス-2 核酸定量	
	ウエストナイルウイルス核酸定量	
	ノロウイルス核酸定量	
	結核菌核酸定量	
	抗酸菌群核酸定量	
	MRSA 核酸定量	
	マイコプラズマ・ニューモニエ核酸定量	
	クラミジア・トラコマティス核酸定量	
	淋菌核酸定量	

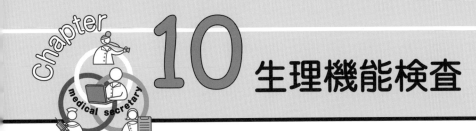

10 生理機能検査

生理機能検査とは生理学的検査ともよばれ，患者自身のからだを検査対象とし，生体から直接情報を引き出す検査方法をいう。

心電図，脳波，筋電図，心音図，呼吸機能検査，眼振電図検査などの機能検査と，磁気共鳴画像検査，超音波検査，熱画像検査，眼底写真検査などの画像検査がある。ここでは循環器・呼吸器・神経機能検査を主に説明する。

心機能検査（循環機能検査）

循環器系臓器のなかで主に心臓の機能を知るための検査で，心臓疾患の診断には必須の検査である。

1 心電図　electrocardiogram：ECG

心臓は心筋でできており，規則正しい収縮により血液を送り出している。心筋細胞の収縮時に生じる活動電位をからだの表面に取りつけた電極より取り出し，記録した波形を心電図とよび，心筋の興奮状態とその異常，心筋の障害の有無，心筋の虚血状態，心肥大，不整脈，血液中のミネラル異常を知ることができる（図10-1）。

電極を両手両足につける標準肢誘導，単極肢誘導と，電極を胸につける胸部誘導があり，測定した12種類の波形を比べることにより診断を行う（図10-2）。

2 運動負荷心電図

狭心症など虚血性心疾患では，安静時の心電図に変化のみられない場合がある。そのため，階段昇降，トレッドミル（ベルトコンベア式歩行器具），自転車エルゴメーターなどにより運動負荷を与え，運動前後の心電図の変化を観察する（図10-2）。

3 ホルター心電図

検査室で行う心電図検査は短時間のため，その場で心電図異常が発生しなければ診断が不可能な場合が多い。そのため長時間心電図を測定する必要がある場合，患者の胸部

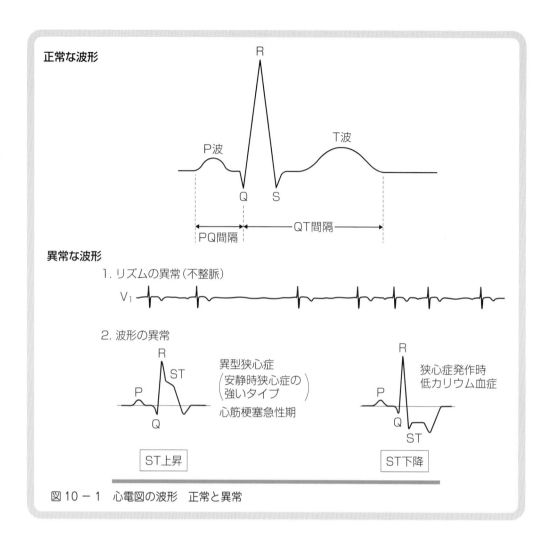

図 10 - 1　心電図の波形　正常と異常

数カ所に電極をつけ，日常生活を送りながら 24 時間の心電図を測定する（図 10 - 2）。不整脈の診断などによく行われている。

4 心音図　phonocardiogram：PCG

　胸部に取りつけたマイクロフォンにより，心臓内を流れる血液の音を検出し，波形にしたもの。心臓弁の異常や中隔に穴などがある場合，血流異常が起こり異常音が発生する。僧帽弁と三尖弁が閉鎖するときに発生する音をⅠ音，大動脈弁と肺動脈弁が閉鎖するときに発生する音をⅡ音とし，それ以外の音は心雑音とよばれる（図 10 - 3）。心音図のみでの検査では行われず，必ず心電図と同時測定が行われる。

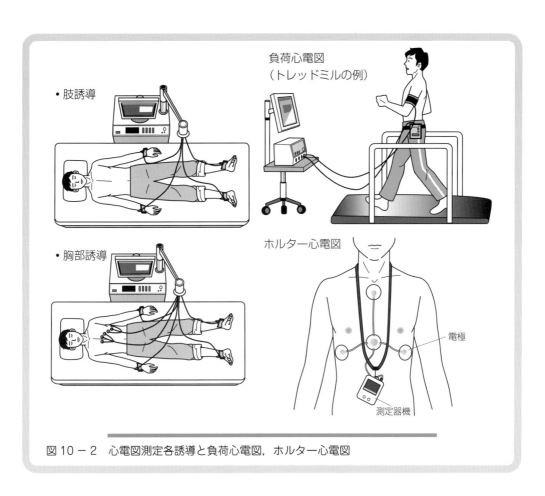

図 10 − 2　心電図測定各誘導と負荷心電図，ホルター心電図

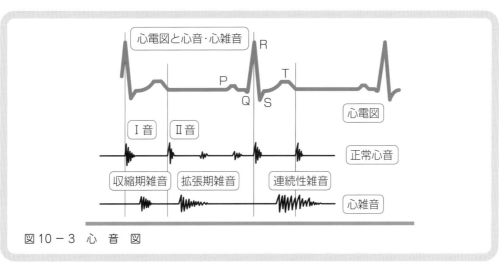

図 10 − 3　心　音　図

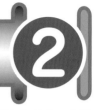

呼吸機能検査（肺機能検査）②

呼吸とは酸素と二酸化炭素の交換のことをいい，血液と組織の間で行われるものを組織呼吸（内呼吸），肺で血液と外気の間で行われるものを肺呼吸（外呼吸）とよぶ。

呼吸機能検査では肺への空気の出入り状態をスパイロメーターという機器で測定している。このスパイロメーターで測定されたグラフをスパイログラムといい，これにより肺での呼吸能力を把握し，分析することをスパイロメトリーという。

また，肺胞での酸素と二酸化炭素の交換能力を知るためには，血液中の酸素量と二酸化炭素量を測定する血液ガス分析がある。

1 スパイロメトリー（肺気量分画, 努力性呼気曲線）

呼吸機能検査として最も多く行われている。気道および肺胞での換気状態を知ることができる。スパイロメーターを使用し，呼吸の量と呼気の速度を測定する（図10 - 4，表10 - 1）。スパイロメトリーとヘリウムガスを利用し測定した残気量を合わせ分類したものを肺気量分画という。

2 換気障害の分類

スパイログラムの検査結果を組み合わせることにより換気障害の分類と疾患の分類ができる（図10 - 5）。

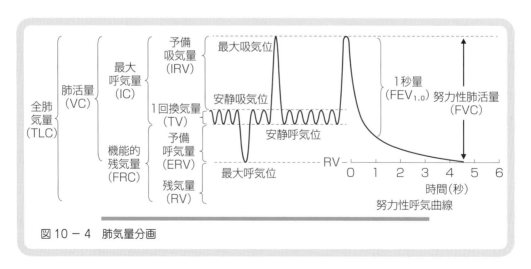

図10 - 4　肺気量分画

表 10 - 1　肺気量分画

項　目	略　語	説　明
肺活量	VC	最大に吸気した状態から最大に呼気したときに，肺および気道から排出された空気の量。
努力性肺活量	FVC	最大に空気を吸い込んだ状態から，一気にすばやく吐き出させたときの肺活量。正常なら通常の肺活量とほぼ等しい値を示す。
% 肺活量	%VC	実測肺活量／予測肺活量× 100% で表す。80% 以上を正常とする。（予測肺活量は年齢，性別，体格から求められた肺活量）
1 秒量	$FEV_{1.0}$	努力性呼気曲線上から 1 秒間に吐き出した呼気の量をもとめる。
1 秒率	$\%FEV_{1.0}$	1 秒量／努力性肺活量×100% で表す。70% 以上を正常とする。
1 回換気量	TV	安静時に 1 回の呼吸で肺を出入りする空気量。
予備呼気量	ERV	安静呼気位からさらに最大に吐き出せる呼気量。
予備吸気量	IRV	安静吸気位からさらに最大に吸い込むことのできる空気量。
機能的残気量	FRC	普通の呼吸時に，息を吐き出したとき気道や肺胞に残っている空気量。予備呼気量＋残気量。
残気量	RV	最大に吐き出しても気道と肺胞内に残る空気量。スパイロメーターでは測定できない。
全肺気量	TLC	最大吸気のとき，気道と肺胞内に入る空気量。肺活量＋残気量。

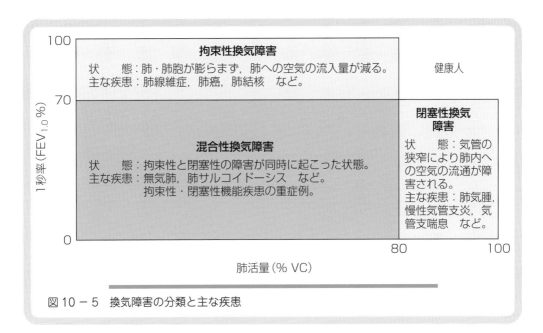

図 10 - 5　換気障害の分類と主な疾患

③ フローボリューム曲線

　努力性肺活量の測定で得られた値から吐き出した呼気の量を横軸に，吐き出した速度を縦軸に表したグラフ（図10-6）。グラフの形によりおおよそどのような呼吸器系疾患かが予測できる。

④ 血液ガス分析，経皮的血液ガス分圧検査

　動脈血中のpH，二酸化炭素濃度，酸素濃度を測定する。本来ならば動脈血を採取し測定するのだが，採血がたいへんであることなどから，現在では皮膚に電極を張りつけ温めることにより，毛細血管から皮膚へ拡散する二酸化炭素を電極で測定する経皮的血液ガス分圧測定や，指先に機器を挟み，毛細血管を通る血液の色から酸素量を測定するパルスオキシメーター（図10-7）が主流となっている。これらの機器は連続的に血液ガス量の測定が可能であるため，ICUなどの病棟内で広く使用されている。

　血液中のガス（主に酸素と二酸化炭素）の値はつねに一定に保たれ，大幅な変動は死に直結するため，換気機能異常を疑う場合のほか，手術の前後や昏睡状態のときに必要な検査で，異常がみられた場合はただちに酸素吸入などの治療が必要となる（酸塩基平衡　p.31参照）。

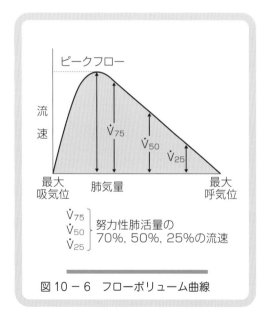

図10-6　フローボリューム曲線

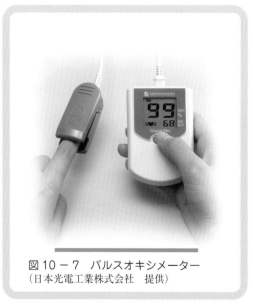

図10-7　パルスオキシメーター
（日本光電工業株式会社　提供）

5 基礎代謝率

　生きていくために必要な最低限のエネルギー量を基礎代謝量といい，年齢，体表面積，性別によって予測値が決められている。それに対して被験者自身の基礎代謝量を測定し，予測値と比較したものを基礎代謝率（basal metabolic rate：BMR）という。

　被験者に前日より過労を避けてもらい，翌日の早朝，空腹，安静状態での酸素の摂取量と二酸化炭素の排出量とを測定し，それにより使用エネルギー量を計算によって求める。実際にはスパイロメーターを使用し，横になった状態で10分ほど普通の呼吸をしてもらう。

　主に内分泌疾患のための検査であったが，現在ではホルモン自体を直接測定できるようになったためあまり行われてはいない。

脳波　electroencephalogram：EEG ③

　脳の活動時には脳細胞から微弱な電気（電位）が発生する。頭皮の19カ所と左右の耳たぶに取りつけた電極により，大脳皮質からの活動電位の変化を取り出し波形にしたものを脳波とよぶ（図10-8）。波形は周波数によりα，β，γ，θ，δ波に分類され，波形の種類，波の表れ方により脳の状態を知ることができる。安静覚醒時の脳波を測定するのが基本だが，それでも診断がつかない場合は過呼吸，光，音，睡眠などの刺激を与えて脳波が変化するかを調べる。

　てんかん，脳腫瘍，脳外傷，脳血管障害，脳炎，意識障害など脳の器質的・機能的疾患が疑われるときの必須検査である。

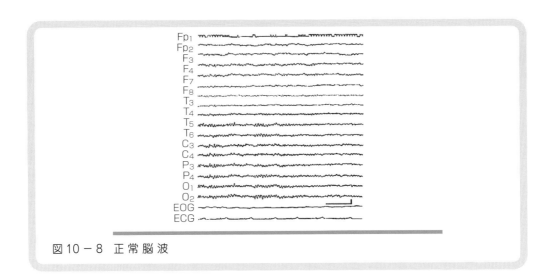

図10-8 正常脳波

筋電図 electromyogram：EMG ④

骨格筋が収縮するとき，収縮の強さによって電気（電位）が発生する。その電位を波形にしたものが筋電図である。骨格筋と，運動に関与している末梢神経の異常の有無を知ることができる。

骨格筋に針状の電極を刺し，筋肉を自発的に動かしたり，末梢神経に電気刺激をかけ，筋肉が動くようすを測定する（図10-9）。多発性筋炎，ポリオ，進行性筋ジストロフィー，

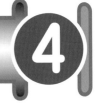
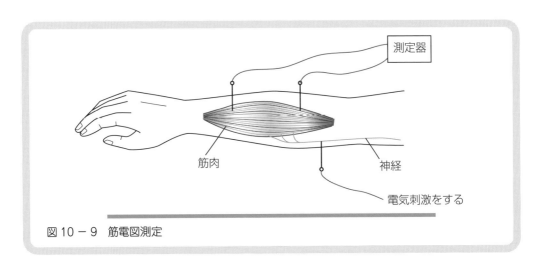

測定器

筋肉

神経

電気刺激をする

図10-9 筋電図測定

筋萎縮性側索硬化症，重症筋無力症などの診断，治療，予後の予測に欠かせない検査である。

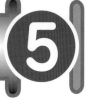

超音波検査 ⑤

　体表面に接触させたプローブから超音波を発生させ身体内に音波を照射する。体内組織の固い部分ややわらかい部分で変化し反射した跳ね返り（こだまと考えればよい）を，プローブで受信し，モニター画面に表示する画像検査の一つ（図10 − 10）。無侵襲かつ動きをみることができるため胎児診断や腸の蠕運動部，心臓の動き（心エコー）や血流，結石の有無をみるためによく利用されている。測定する部分によってさまざまな形のプローブがある。

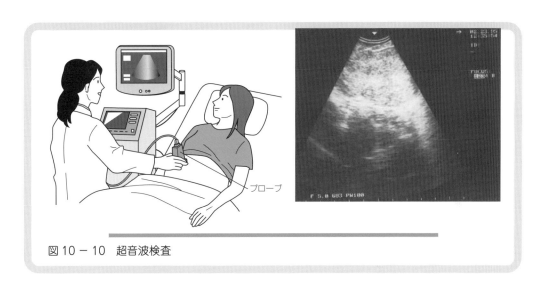

図10 − 10　超音波検査

その他の生理学的検査 ⑥

　その他の生理学的検査として，熱画像検査（サーモグラフィー），眼底写真検査，眼振電図検査，重心動揺計検査，MRIなどがある。特徴を表10 − 2に示す。

表 10 - 2　その他の生理学的検査の特徴

検査名	特　徴	検査を行う主な疾患
熱画像検査 （サーモグラフィー） （thermography）	体表面から放出された赤外線量を測定。 体表温度の変化を測定する。 無侵襲な検査だが時間がかかる。	閉塞性動脈硬化症 バージャー病 レイノー病 体表面に近い部位の癌の検出
眼底写真検査	眼底の網膜を写真撮影する。 血管を直接観察できる。 血管の病変や緑内障などの早期発見に有用。 無散瞳カメラ（患者に散瞳薬を使用しない）を使用。 生活習慣病のスクリーニング検査でよく行われる。	糖尿病性網膜症 高血圧性網膜症 網膜動静脈閉塞症 加齢黄斑変性症 網膜剥離 緑内障
眼振電図検査　ENG （electronystagmogram）	眼球の動きを眼のまわりに張った電極によって測定し波形にする。 眼振（不随意的な眼の揺れ）の検査。 開眼時だけでなく閉眼時の眼振も測定できる。	平衡機能障害 めまい
重心動揺計検査	直立して立っているときの重心位置をグラフに表したもの。 開眼，閉眼時の重心位置の動きを測定。 姿勢保持異常の原因を知ることができる。	平衡機能障害 めまい
磁気共鳴画像検査　MRI （magnetic resonance imaging）	磁場内で体内の水素原子核に電磁波を作用させることにより発する信号を画像化したもの。 あらゆる方向の断層面をみることができる。 骨の内部画像も鮮明にみることができる。 生理学的検査の一つだが，実際は画像検査の部門に入っている。 体内に金属機器（人工ペースメーカーなど）がある場合は検査できない場合がある。	

●画像検査ってどんな検査

　「生理学的検査と画像検査はどこが違うのですか？」
　「画像検査は検査結果が図になっています」と説明すると，上記のような質問をされます。そういえば生理学的検査には心電「図」や筋電「図」のような名前がありますから混乱しますね。
　画像検査は主にレントゲン検査など放射線を使用した検査です。レントゲン検査，CT 検査，PET 検査，シンチグラム。これらはすべて放射線や放射性物質を使用しています。放射線を使用した検査は臨床検査技師にはできません。診療放射線技師が行います。
　診療報酬早見表の画像検査の所を見てください。項目のなかに MRI 検査が入っています。MRI は「磁気共鳴画像検査」の略で，磁気，磁石の力を使用していて放射線は使用していません。でも検査結果はレントゲン検査と同じようにネガフィルムの形で提出されます。そのため画像検査の仲間になっています。
　多くの病院では診療放射線技師が MRI 検査を行っているようですが，放射線を使用していないので臨床検査技師が行ってもよいのです。そのためにＭＲＩ検査は臨床検査のなかでは生理学的検査に分類されます。超音波検査も検査結果は白黒の写真のような図になりますが，「超音波」を使用していて放射線は使用していないので生理学的検査の仲間として考えます。

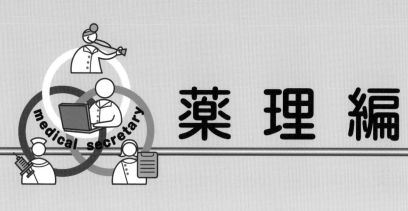

薬理編

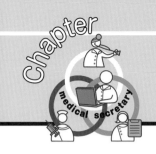

Chapter 1 薬理学の基礎知識

1 薬理学とは

　古代から現代に至るまで，疾病の治療に薬はなくてはならないものである。その昔は，先人の言い伝えやその居住地域の伝統的儀式のなかで，植物，鉱物そして動物からの抽出物質を用いて，「悪霊払い」といわれた病気の治療を行ってきている。人類の進歩に伴い，賢人たちが，これら抽出物質を薬と定義し，薬と病気の関係を系統的に分類して，今でいう薬理学の基礎を築いてきたが，当時から現在に至るまで，薬理学者は，薬は本質的には毒であり，薬の適正使用が重要であるという認識をもっている。

　薬理学は，生体に何らかの作用を及ぼす化学物質を薬と定義し，その薬が，いかなるメカニズムにおいて生体に作用を及ぼすかを研究する学問分野である。さらに薬のその生体に及ぼす作用を薬理作用と定義し，この研究を発展させて，この薬理作用を巧みに操り，疾病の治療に道を開こうとする学問でもある。現代医療の場において，薬（医薬品）は疾病の治療になくてはならないものとして定着しているが，使い方を誤ると副作用で取り返しのつかない薬害を引き起こすこともある。したがって薬理学とは，発見開発された薬の作用と作用機序を明らかにしつつ，疾病への応用を目標に安全で副作用のない使い方を可能にするための学問と考えればよい。

2 医薬品とは

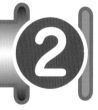

1 医薬品の定義

　生体機能に影響を及ぼす化学物質であり，その安全性と有効性が確かめられたのちに疾病の治療や予防，あるいは診断に用いられるものが医薬品である。薬機法（旧薬事法）は，正式名称を「医薬品，医療機器等の品質，有効性及び安全性の確保等に関する法律」といい，第2条において，医薬品を以下のように定義している。

第2条（定義）　この法律で「医薬品」とは，次に掲げる物をいう。

一　日本薬局方に収められている物

二　人又は動物の疾病の診断，治療又は予防に使用されることが目的とされている
　　物であつて，機械器具等（機械器具，歯科材料，医療用品，衛生用品並びにプロ
　　グラム（電子計算機に対する指令であつて，一の結果を得ることができるように
　　組み合わされたたものをいう。以下同じ。）及びこれを記録した記録媒体をいう。
　　以下同じ。）でないもの（医薬部外品及び再生医療等製品を除く。）

三　人又は動物の身体の構造又は機能に影響を及ぼすことが目的とされている物で
　　あつて，機械器具等でないもの（医薬部外品，化粧品及び再生医療等製品を除く。）

医薬品について規範となる書籍を図1-1に挙げる。

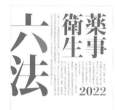
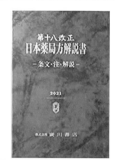

『薬事衛生六法』（薬事日報社）　　　『日本薬局方解説書』（廣川書店）

図1-1　医薬品について規範となる書籍

2 医薬品の分類

　医薬品がヒトに利用されるとき，その安全性と有効性には特に注意が払われなければ
ならない。薬機法においては，医薬品について以下のように分類されており，表示事項
も定められている（図1-2）。

（1）毒　　薬

　作用がきわめて激しく，薬用量が致死量に近いため危険をもたらすおそれのあるもの
を毒薬と定義している。表示は黒地に白枠，白字で薬品名と毒とを記す。施錠できる場
所にほかの医薬品と区別して保管しなければならない。

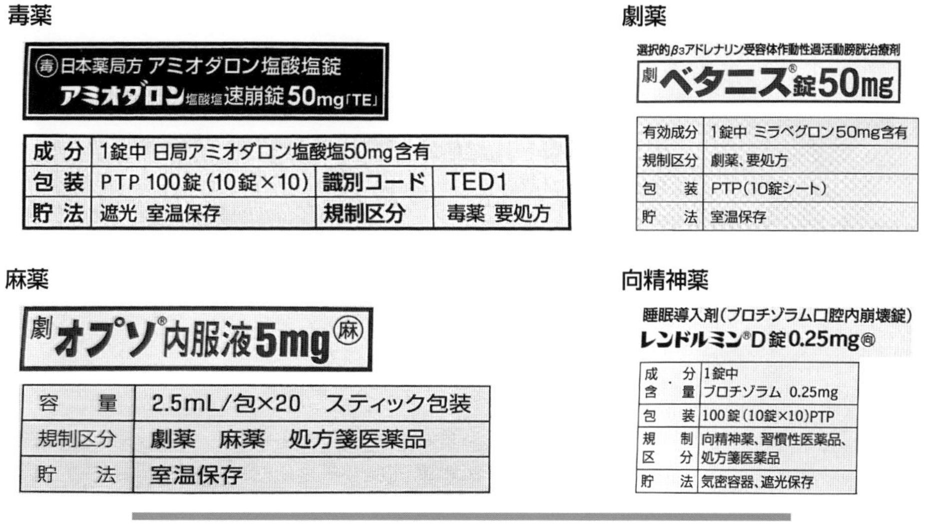

毒薬

毒 日本薬局方 アミオダロン塩酸塩錠			
アミオダロン塩酸塩速崩錠50mg「TE」			
成分	1錠中 日局アミオダロン塩酸塩50mg含有		
包装	PTP 100錠(10錠×10)	識別コード	TED1
貯法	遮光 室温保存	規制区分	毒薬 要処方

劇薬

選択的β₃アドレナリン受容体作動性過活動膀胱治療剤

劇 **ベタニス®錠50mg**	
有効成分	1錠中 ミラベグロン50mg含有
規制区分	劇薬、要処方
包装	PTP(10錠シート)
貯法	室温保存

麻薬

劇 **オプソ®内服液5mg** 麻	
容量	2.5mL/包×20 スティック包装
規制区分	劇薬 麻薬 処方箋医薬品
貯法	室温保存

向精神薬

睡眠導入剤(ブロチゾラム口腔内崩壊錠)

レンドルミン®D錠0.25mg®	
成分・含量	1錠中 ブロチゾラム 0.25mg
包装	100錠(10錠×10)PTP
規制区分	向精神薬、習慣性医薬品、処方箋医薬品
貯法	気密容器、遮光保存

図1-2 医薬品の分類表示の例

（2）劇　　薬

　　毒薬ほどではないが，作用の激しい医薬品を劇薬と定義する。表示は白地に赤枠，赤字で薬品名と劇とを記す。ほかの医薬品と区別して保管する。

（3）普　通　薬

　　毒薬，劇薬以外で比較的安全性の高い医薬品をいう。

（4）そ　の　他

　　厚生労働大臣は，その使用に注意を必要とする医薬品を，処方箋医薬品，第一類医薬品などと定めている。

（5）麻薬，向精神薬，覚せい剤

　　これらの医薬品は，その濫用が社会情勢を著しく危険と不安に陥れる可能性があり，かつ保健衛生上に危害を導く可能性のあるものとし，麻薬及び向精神薬取締法，覚醒剤取締法により，その使用が制限されている。これらの医薬品の取り扱いは，これらの使用者登録を行った医師，薬剤師などに限られている。

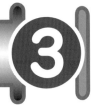

薬理作用の考え方 ③

1 薬理作用の分類

　　身体は，自身のホメオスタシス（恒常性）が一定に保てないときに，各種の症状を異常反応として生体に提示し，疾病の状態にあることを認識させる。医薬品は，このホメオスタシスの失調をさらに変調させ，正常に近い状態に戻すことで症状の改善を図ったり，その失調原因を取り除くことで治療に結びつける。このとき，薬と生体との間には一定の理論的関係が成り立ち，その作用を以下のように明確に分類できる（図1－3）。

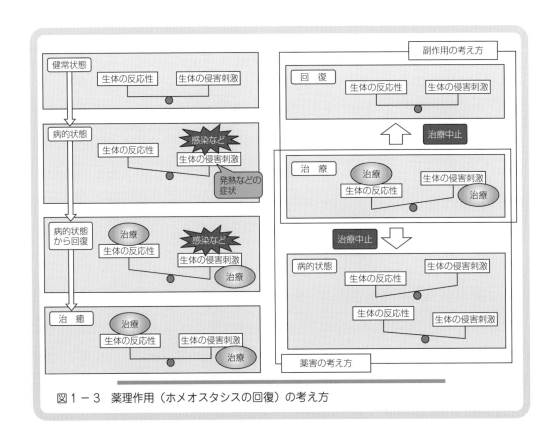

図1－3　薬理作用（ホメオスタシスの回復）の考え方

（1）主作用，副作用，有害作用

　　ある疾病の治療の目的で薬を投与したとき，その疾病の治療に必要な薬の作用を主作用とよび，それ以外の作用を副作用とよぶ。副作用は，しばしば治療の妨げになるが有

害とは限らない。一方，常用量にもかかわらず発現する有害な作用を有害作用とよぶ。

（2）選択作用，一般作用

　薬が，特定の組織・臓器にのみ作用し効果を現すことを選択作用とよぶ。これに対して，生体全体に広範囲に作用してしまう場合を一般作用とよぶ。一般作用では，特定の組織，臓器機能に効果を発現させようとしても，全身性に作用し副作用が出る場合がある。

（3）局所作用，全身作用

　薬が適用された部位に限局して作用を発現する場合を局所作用とよび，適用部位から吸収され全身に分布し，生体全般に作用することを全身作用という。通常，全身作用は適用局所から拡散し，循環系を経て全身に分布する場合が多い。

（4）興奮作用，抑制作用

　特定の臓器，組織機能を亢進させる場合を興奮作用とよび，逆に機能を減弱させる場合を抑制作用とよぶ。

（5）直接作用，間接作用（図1−4）

　薬の治療効果が，期待する臓器に直接作用し，発現することを直接作用とよび，直接作用による薬理作用が，別の臓器に影響し，治療効果を発現することを間接作用とよぶ。

（6）協力作用，拮抗作用（図1−5）

　2種類以上の薬を同時に生体に用いたときに，それぞれの有する単独の薬理作用よりも強く出てくることを協力作用とよび，それぞれの作用が減弱してしまうことを拮抗作用とよぶ。協力作用で，お互いの作用が足し算的に発現するときを相加作用，掛け算のように強力に発現するときを相乗作用とよぶ。

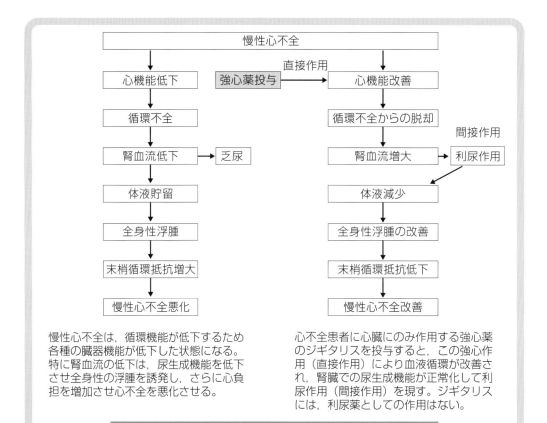

慢性心不全は，循環機能が低下するため各種の臓器機能が低下した状態になる。特に腎血流の低下は，尿生成機能を低下させ全身性の浮腫を誘発し，さらに心負担を増加させ心不全を悪化させる。

心不全患者に心臓にのみ作用する強心薬のジギタリスを投与すると，この強心作用（直接作用）により血液循環が改善され，腎臓での尿生成機能が正常化して利尿作用（間接作用）を現す。ジギタリスには，利尿薬としての作用はない。

図1-4 直接作用と間接作用（慢性心不全の例）

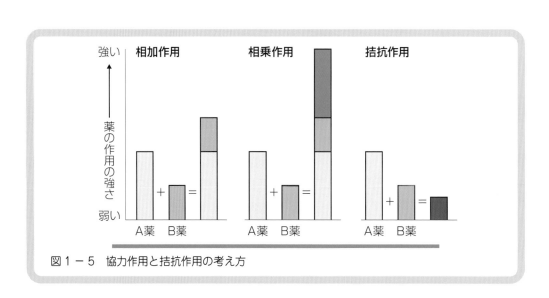

図1-5 協力作用と拮抗作用の考え方

2 作用機序

　薬が生体に作用するとき，生体と薬の間には何らかの相互作用が成立する。薬が生体に作用を発現するとき，薬に対する生体の反応性には論理的道筋が存在し，これを作用機序と称し，これには，以下のようなものがある。

（1）化学的機序
　医薬品が生体に適用されたとき，生体内成分と医薬品が化学反応して作用を発現する。
　例：制酸剤による胃液の中和。

（2）物理学的機序
　医薬品の化学物質として有する物理学的な性質が，生体に作用を及ぼして薬としての効果を発現する。
　例：塩類下剤による排便効果は，腸管内の浸透圧を上げ，体内から腸管内に水分を引き寄せ，便の水分含量を増やすことで，便の流動性を上げて便を排泄しやすくしている。

（3）生化学的機序
　生体の代謝機能に関係する酵素や物質に作用することで，その酵素機能を活性化したり阻害したりして，薬としての作用を発現する。
　例：肝臓でコレステロールをつくり出す酵素（HMG-CoA 還元酵素）を阻害することで，コレステロールの合成を抑制し，高コレステロール血症の治療をする。

（4）薬物受容体を介する機序
　細胞や組織にある薬物受容体（drug receptor；鍵穴の役割）に合致し，作用を発現する（鍵を開ける）ことができる作用薬（agonist；鍵の役割）だけが，医薬品としての作用を現すという理論である（図 1 − 6）。ある薬がある組織にのみ特異的に作用するのは，その組織にはその薬にのみ合う鍵穴があるためで，鍵穴のないほかの組織には，何ら影響しないという理屈である。広義では，生化学的機序もこれにあてはまる。大部分の医薬品は，この機序を介して薬理作用を発現している。
　薬物受容体に入り込めても作用が出ない薬は拮抗薬（antagonist）または遮断薬（blocker）という。

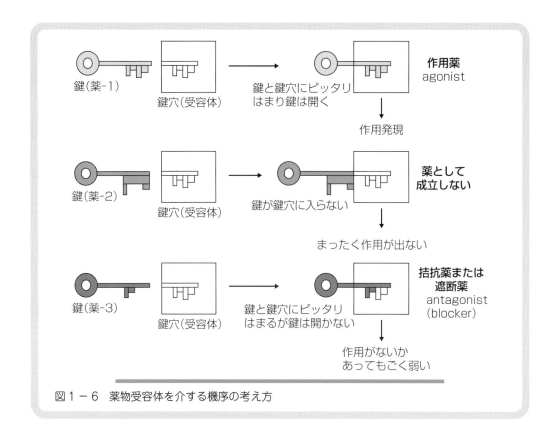

図1-6 薬物受容体を介する機序の考え方

3 薬理作用に影響を及ぼす要因

同一の薬を同一の用量で投与したとしても，患者個々に現れる薬理作用の強さは各種の要因で異なってくる。すなわち期待する薬理作用を発現させるためには，患者の状態，置かれている環境などにより，投与量を変える必要がある。この薬理作用に影響を与える要因には，以下のようなものがある。

(1) 年　　齢

一般成人に比べ小児や高齢者では薬に対する感受性が高い場合が多い（図1-7）。逆に，小児の場合にある種の薬に関しては代謝が成人よりも早いため，体重換算では成人より多量に使用する場合もある。

(2) 性　　差

女性は男性に比べ感受性が高く，反応が強く現れる場合が多い。また女性と男性の皮下脂肪の違いによっても，薬理効果の持続に差が出る場合がある。

$$\text{Augsbergerの式：小児薬用量の設定} = \frac{4 \times \text{年齢} + 20}{100} \times \text{成人量}$$

小児薬用量はVon Harnack表により成人量から以下のように算出される。

新生児	0.5年	1年	3年	7.5年	12年	成人
1/20〜1/10	1/5	1/4	1/3	1/2	2/3	1/1

ただし，各医薬品について小児薬用量の設定がある場合には，
その関係式を優先して算出した投与量で治療を行う。

図1-7　小児薬用量の設定方法

（3）体　　重

たとえば一般成人と高度な肥満患者では，体重に極端な差があり，一般成人の投与量で同様の効果を期待できないときもある。

（4）妊娠，授乳

妊娠期，授乳期は，薬の胎児・乳児へ移行の可能性があり注意が必要である（図1-8）。

（5）特異体質

薬物アレルギーなどは，ときに致命的となることがあり，特定薬物の使用に際しては厳密な管理が必要である。

（6）薬物相互作用

期待する治療効果の増強や，副作用の軽減を目的として，2種類以上の薬を同一個体に併用するとき，併用を間違えると薬の作用をお互いに打ち消しあったり，逆に重篤な副作用を発現することもある。これを薬物相互作用とよぶ。

（7）その他

環境要因（住環境，職場環境，既往歴）が薬の作用に影響することもある。また，食生活，心理的要因なども関係する。

1）プラセボ効果

プラセボ（偽薬）とは，薬理学的に有効成分の入っていない物質あるいは薬のことである。このプラセボを患者に投与したときに，患者の期待する効果が発現することをプラセボ効果とよぶ（図1-9）。たとえば，疼痛を訴える患者に，プラセボを鎮痛薬として投与すると，鎮痛効果が現れる場合がある。ただし，必ず現れるものではない。

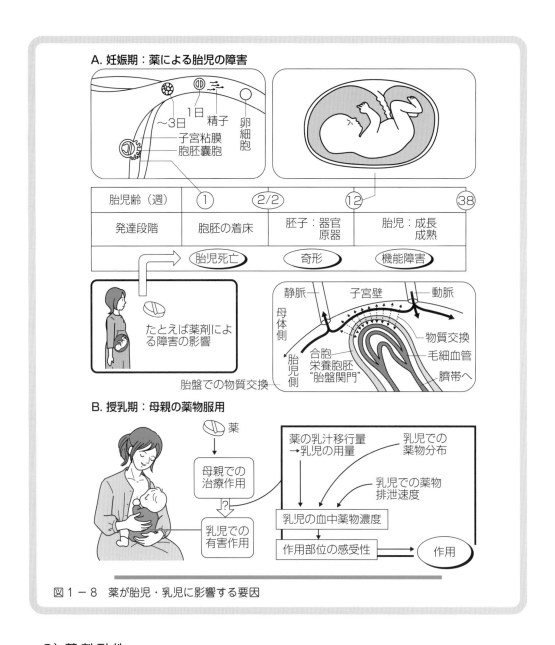

A. 妊娠期：薬による胎児の障害

~3日　1日　精子　卵細胞
子宮粘膜
胞胚嚢胞

胎児齢（週）	①	②/2	⑫	㉟
発達段階	胞胚の着床	胚子：器官原器	胎児：成長成熟	
	胎児死亡	奇形	機能障害	

たとえば薬剤による障害の影響

静脈　子宮壁　動脈
母体側
物質交換
毛細血管
合胞栄養胞胚"胎盤関門"
臍帯へ
胎児側
胎盤での物質交換

B. 授乳期：母親の薬物服用

薬

母親での治療作用

薬の乳汁移行量→乳児の用量　乳児での薬物分布

乳児での薬物排泄速度

乳児での有害作用

乳児の血中薬物濃度

作用部位の感受性　作用

図1-8　薬が胎児・乳児に影響する要因

2）薬 剤 耐 性

　薬を反復投与すると，生体側のその薬に対する慣れ（反応性の低下）または代謝の亢進が起こり，効果が少なくなることがあり，これを薬剤耐性とよぶ。また，抗生物質では不用意な濫用で，菌交代現象（ある種の細菌が異常増殖すること）が起きたりその抗生物質に耐性菌が出現したりすることもある。麻薬性鎮痛薬やアルコールなども耐性を獲得しやすい。

3）病 的 状 態

　肝機能や腎機能が低下している患者などでは，薬の蓄積が起こり中毒症状を呈したり

副作用が強く出ることもある。

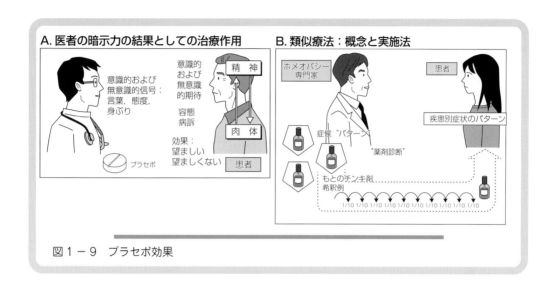

A. 医者の暗示力の結果としての治療作用

意識的および無意識的信号：言葉，態度，身ぶり

プラセボ

精　神

意識的および無意識的期待

容態病訴

効果：
望ましい
望ましくない

肉　体

患者

B. 類似療法：概念と実施法

ホメオパシー専門家

患者

症候 "パターン"

疾患別症状のパターン

"薬剤診断"

もとのチンキ剤
希釈例

1/10 1/10 1/10 1/10 1/10 1/10 1/10 1/10 1/10 1/10 1/10 1/10

図1－9　プラセボ効果

薬物投与法 ④

1 投　与　法

　薬は投与されて初めて作用を発現する。投与経路（図1－10）によっては，その薬が分解されてしまうため無効であったり，副作用が強く発現することもある。薬はそれぞれの投与法に適した剤形でつくられている（図1－11）。

（1）経口投与（内服，p.o.：per os）

　消化管を経て全身に吸収される投与方法である。最も広く用いられている投与方法で，患者の苦痛も少ないが，小児や嚥下機能の低下した高齢者は誤飲しやすく，また，悪心，嘔吐のある患者，意識障害患者には使用できない。さらに，吸収され全身に分布する過程で肝臓を経由するため代謝されることもあり，比較的多量の投与を必要とする。

（2）注　　　射

　注射による投与は，消化管ならびに肝臓を経由せずに直接血中に移行するので作用発現が速く，効果も確実である。また，経口投与不可能な患者へも確実に使用できるが，注射時に疼痛を伴うとともに，出血，感染などの危険を伴う。

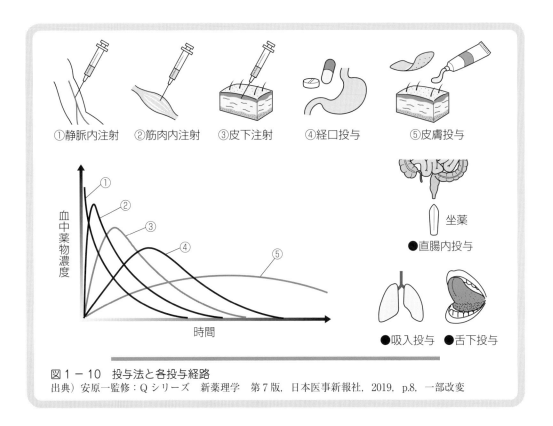

図1−10 投与法と各投与経路
出典）安原一監修：Qシリーズ 新薬理学 第7版，日本医事新報社，2019，p.8，一部改変

1）静脈内注射（i.v.：intravenous injection）

直接血管内に薬を投与するので，急速に血中濃度を高めることができ，効果発現が最も速い。しかしながら，その分，副作用も急激である。

2）筋肉内注射（i.m.：intramuscular injection）

筋肉内に投与する方法である。静脈内注射よりも血中濃度の上昇はゆるやかである。

3）皮下注射（s.c.：subcutaneous injection）

皮下組織に投与する方法である。筋肉内注射よりもさらに血中濃度の上昇はゆるやかである。

4）そ の 他

上記以外にも，ツベルクリン反応，局所麻酔などに用いられる皮内注射，血管造影などに用いられる動脈内注射などの投与法がある。

（3）その他の投与法（まとめて外用薬としてくくられる）

1）吸　　入

吸入した薬が，気道で吸収され肺胞を経て全身に作用する場合と，気道肺胞局所での作用発現を期待した投与方法とがある。吸入麻酔などは前者であり，後者は気管支喘息の吸入剤が挙げられる。

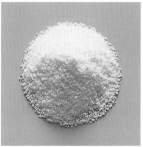

散剤，細粒剤，顆粒剤
セルベックス®細粒
（エーザイ株式会社　提供）

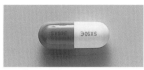

カプセル剤
セルベックス®カプセル
（エーザイ株式会社　提供）

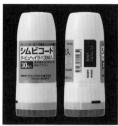

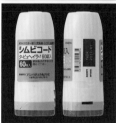

吸入剤
シムビコート®タービュヘイ
ラー®
（アストラゼネカ株式会社
提供）

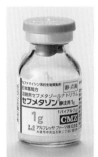

注射剤（バイアル）
セフメタゾン®静注用
（アルフレッサファー
マ株式会社　提供）

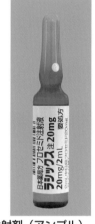

注射剤（アンプル）
ラシックス®注
（日医工株式会社　提供）

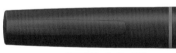

注射剤（ペン型）
フィアスプ®注フレックスタッチ®
（ノボ ノルディスク ファーマ株式会社　提供）

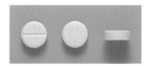

錠剤
ロキソニン®錠
（第一三共株式会社　提供）

軟膏剤
リンデロン®-VG 軟膏
（塩野義製薬株式会社　提供）

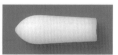

坐剤
ボルタレン®サポ®
（ノバルティス ファー
マ株式会社　提供）

図1-11　典型的な剤形
医薬品情報は常に更新されるため，必要に応じて製品の最新の添付文書，または製造販売元等が提供する医療従事者向け情報サイトを確認すること。

2）皮膚適用

局所への作用を期待して用いられる、軟膏、クリーム、ローション、パップ（貼付剤）などがある。また、皮膚を通過して血中に有効成分を放出させ、全身作用を発現させる方法もあり、これは、狭心症治療薬、気管支喘息治療薬、麻薬性鎮痛薬に用いられている。

3）粘 膜 適 用

①直腸内投与（坐薬）　直腸からの吸収により、肝臓を経由せずに全身血流に薬が吸収されるので、血中濃度の上昇も速く、代謝も受けにくい。意識障害、嘔吐があっても投与が可能である。

②舌下投与　狭心症治療におけるニトログリセリンなどは口腔粘膜からの急速な吸収を目的として舌下投与する。

③その他　点眼、点耳、点鼻薬などのほか、特殊な剤形として、膣坐剤、尿道投与、注腸、浣腸なども知られている。

2 処方および処方箋

通常、医師の診察のうえで処方箋（図1-12）を介して薬物治療が行われる。医薬品は、この処方箋の処方内容に従って薬剤師が調剤し、服薬指導を行ったうえで患者へ渡される。

近年、医薬分業の方針に基づき、病院などの医療機関で交付された処方箋を、4日以内に患者が選んだ調剤薬局に提出し、服薬指導を受けて投与される場合が増えている。

処方箋には、一般処方箋と麻薬処方箋の2種類があり、薬剤師法と保険医療機関及び保険医療養担当規則では3年間の保存が定められている。麻薬処方箋の場合、一般処方箋と分けて保管し年間の麻薬払い出し数量と残高（収支）を都道府県知事に届け出なければならない。

処　方　箋

（この処方箋は、どの保険薬局でも有効です。）

様式第二号（第二十三条関係）

公費負担者番号								保険者番号							
公費負担医療の受給者番号								被保険者証・被保険者手帳の記号・番号			・		（枝番）		

患者	氏　名		保険医療機関の所在地及び名称	
	生年月日	明大昭平令　　　年　月　日　男・女	電　話　番　号	
			保険医氏名　　　　　　　　　　㊞	
	区　分	被保険者　　被扶養者	都道府県番号　点数表番号　医療機関コード	

交付年月日	令和　年　月　日	処方箋の使用期間	令和　年　月　日	特に記載のある場合を除き、交付の日を含めて4日以内に保険薬局に提出すること。

処方	変更不可	個々の処方薬について、後発医薬品（ジェネリック医薬品）への変更に差し支えがあると判断した場合には、「変更不可」欄に「レ」又は「×」を記載し、「保険医署名」欄に署名又は記名・押印すること。
		リフィル可　□　（　　　回）
	保険医署名	「変更不可」欄に「レ」又は「×」を記載した場合は、署名又は記名・押印すること。

備考	保険薬局が調剤時に残薬を確認した場合の対応（特に指示がある場合は「レ」又は「×」を記載すること。） □保険医療機関へ疑義照会した上で調剤　　　　□保険医療機関へ情報提供

調剤実施回数（調剤回数に応じて、□に「レ」又は「×」を記載するとともに、調剤日及び次回調剤予定日を記載すること。）
□1回目調剤日（　年　月　日）　　□2回目調剤日（　年　月　日）　　□3回目調剤日（　年　月　日）
次回調剤予定日（　年　月　日）　　次回調剤予定日（　年　月　日）

調剤済年月日	令和　年　月　日	公費負担者番号	
保険薬局の所在地及び名称保険薬剤師氏名	㊞	公費負担医療の受給者番号	

備考　1．「処方」欄には、薬名、分量、用法及び用量を記載すること。
　　　2．この用紙は、A列5番を標準とすること。
　　　3．療養の給付及び公費負担医療に関する費用の請求に関する省令（昭和51年厚生省令第36号）第1条の公費負担医療については、「保険医療機関」とあるのは「公費負担医療の担当医療機関」と、「保険医氏名」とあるのは「公費負担医療の担当医氏名」と読み替えるものとすること。

図1－12　処　方　箋

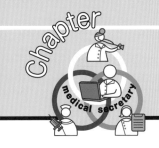

2 末梢神経系作用薬

1 末梢神経系の生理

　末梢神経は，中枢神経系（脊髄）から四肢末端にまで走行する神経の総称である（図2－1）。この末梢神経は，自律神経と体性神経に大きく分けられ，前者は交感神経と副交感神経より，後者が運動神経と知覚神経より成り立っている。多くの臓器は，交感神経，副交感神経の両方の支配を受け，ほぼ反対の作用を発現し，この作用は互いに拮抗している（表2－1）。自律神経作用薬については，各疾病の薬物治療において後述する。

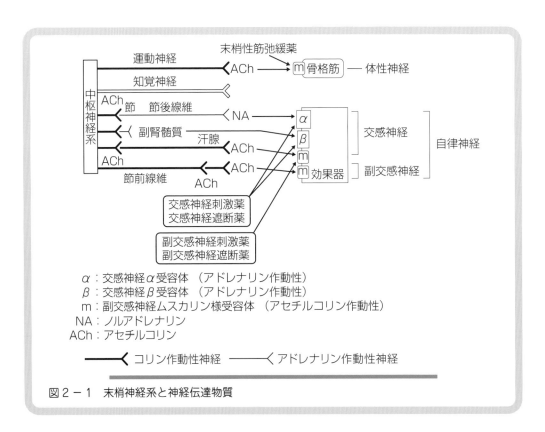

図2－1　末梢神経系と神経伝達物質

表2-1　交感神経と副交感神経の興奮時における相反的二重支配の例

臓　器	交感神経興奮		副交感神経興奮	
	反　応	受容体	反　応	受容体
瞳　孔	拡大	α_1	縮小	m
心　臓	心拍数増大	β_1	心拍数減少	m
	収縮力増強	β_1	収縮力減弱	m
	伝導速度増加	β_1	伝導速度減少	m
血　管	収縮	α_1	拡張もしくは作用なし	m
	拡張	β_2		
気管および気管支	拡張	β_2	収縮	m
胃　腸	運動抑制	$\alpha,\ \beta$	促進	m
肝　臓	グルコースの生成促進 （グリコーゲンの分解）	$\alpha,\ \beta$	グリコーゲンの生成促進	m

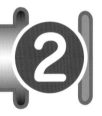

主な作用薬 ②

1 局所麻酔薬 （表2-2）

　　知覚伝導路を遮断することで，痛みやかゆみなどの感覚を麻痺させる薬の総称である。用い方の違いで，①表面麻酔，②浸潤麻酔，③伝達麻酔，④脊髄麻酔，⑤硬膜外麻酔がある。手術時の麻酔から，術後や癌の疼痛まで用いられており，用途により使い分ける。

2 末梢性筋弛緩薬 （表2-2）

　　末梢の運動神経に作用することで，筋弛緩作用を現す。外科処置に必要な筋弛緩が得られるため，手術が容易になるばかりでなく，麻酔深度も浅くできるため全身麻酔下における手術に重用される。

表2-2　末梢神経系作用薬

分　類	一般名	商品名	用　途
局所麻酔薬	ロピバカイン塩酸塩水和物	アナペイン	硬膜外・伝達麻酔
	リドカイン塩酸塩	キシロカイン	硬膜外・伝達・浸潤・表面麻酔
	ブピバカイン塩酸塩水和物	マーカイン	硬膜外・伝達・脊椎麻酔
	メピバカイン塩酸塩	カルボカイン	硬膜外・伝達・浸潤麻酔
	プロカイン塩酸塩	プロカイン塩酸塩	硬膜外・伝達・浸潤・脊椎麻酔
	テトラカイン塩酸塩	テトカイン	硬膜外・伝達・浸潤・脊椎麻酔・表面麻酔
筋弛緩薬	パンクロニウム臭化物	ミオブロック	非脱分極性筋弛緩薬
	ベクロニウム臭化物	マスキュラックス	非脱分極性筋弛緩薬
	スキサメトニウム塩化物	スキサメトニウム	脱分極性筋弛緩薬
	ダントロレンナトリウム水和物	ダントリウム	悪性高熱症，悪性症候群

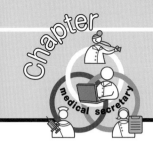

3 中枢神経系作用薬

中枢神経系の生理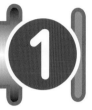

　簡単にまとめると，大脳半球から脊髄までを中枢神経系（図3－1）と定義し，脊髄から以降を末梢神経系と定義している。中枢神経系は神経回路網で構築されており，そのなかで最も重要なステップはシナプスにおける神経伝達である（図3－2）。神経と神経が連結している場所をシナプスとよぶが，このシナプスは，一定の間隔で隙間（シナプス間隙）ができており，通常は絶縁された状態にある。そのときの伝令役として通常神経伝達物質がシナプスから放出されて，次の神経に情報を伝達する。この段階で各種の調節を受けることで，神経支配が行われている。中枢神経系作用薬の大半は，このシナプス伝達に影響を及ぼすものがほとんどである。

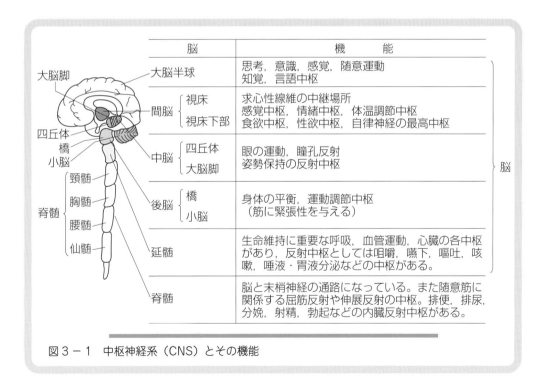

脳		機　能
大脳半球		思考，意識，感覚，随意運動 知覚，言語中枢
間脳	視床	求心性線維の中継場所 感覚中枢，情緒中枢，体温調節中枢
	視床下部	食欲中枢，性欲中枢，自律神経の最高中枢
中脳	四丘体	眼の運動，瞳孔反射
	大脳脚	姿勢保持の反射中枢
後脳	橋	身体の平衡，運動調節中枢
	小脳	（筋に緊張性を与える）
延髄		生命維持に重要な呼吸，血管運動，心臓の各中枢があり，反射中枢としては咀嚼，嚥下，嘔吐，咳嗽，唾液・胃液分泌などの中枢がある。
脊髄		脳と末梢神経の通路になっている。また随意筋に関係する屈筋反射や伸展反射の中枢。排便，排尿，分娩，射精，勃起などの内臓反射中枢がある。

図3－1　中枢神経系（CNS）とその機能

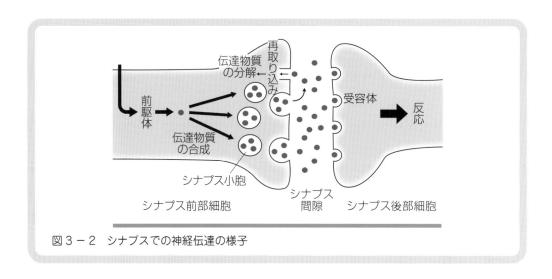

図3－2　シナプスでの神経伝達の様子

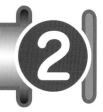

主な作用薬

1 中枢抑制薬（麻酔，催眠・睡眠導入薬）

（1）全身麻酔薬

　　　全身麻酔薬は，可逆的に意識を消失させ，すべての感覚，知覚を鈍麻する薬である。
外科手術に必須であり，吸入麻酔薬と静脈麻酔薬の2種類が挙げられる（表3－1）。
　　　麻酔の段階と臨床徴候について図3－3に挙げる。

1）吸 入 麻 酔

　　　気体もしくは揮発性の液体の蒸気の吸入により全身麻酔をもたらす。静脈麻酔薬より
も投与量の調節による麻酔深度の調節が容易である。

表3－1　全身麻酔薬

	一般名	商品名
吸入麻酔	セボフルラン デスフルラン	セボフレン スープレン
静脈麻酔	プロポフォール チオペンタールナトリウム ドロペリドール ケタミン塩酸塩	ディプリバン ラボナール ドロレプタン ケタラール

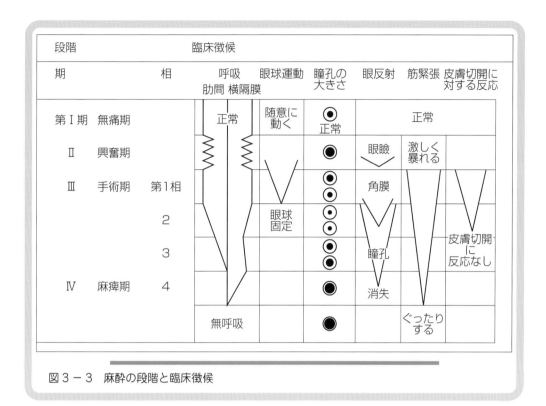

図3－3　麻酔の段階と臨床徴候

2）静脈麻酔

　　静脈注射で用いられる全身麻酔薬である。導入は速いが深度調節や維持が困難な薬も多い。麻酔の導入に用いられることが多い。最近は，有用な薬の開発が進んでおり，利用が広がっている。

（2）催眠・鎮静薬（表3－2）

　　正常に近い睡眠の導入を助け，不穏状態を解消する薬物群をいう。

1）バルビツール酸系誘導体

　　作用持続時間の異なる各種のバルビツール誘導体があり，目的に応じて使い分けが可能である。薬物依存性が知られ，また耐性をきたしやすいため，近年は，使用頻度が少なくなりつつある。現在は主に麻酔導入，抗痙攣薬として用いられている。

2）ベンゾジアゼピン系誘導体

　　催眠・鎮静薬，抗不安薬，抗痙攣薬，筋弛緩薬として最も多く使用されている薬の一つである。近年バルビツール酸系薬に代わって第一選択となっている。バルビツール酸系に比べ依存性の発現は少ない。順行性健忘（服用後の自分の行動を思い出せない）を引き起こす副作用がある。

表3−2　催眠・鎮静薬

分　類	一般名	商品名	作用時間
バルビツール酸系	ペントバルビタールカルシウム バルビタール	ラボナ バルビタール	中 長
ベンゾジアゼピン系	トリアゾラム ミダゾラム ブロチゾラム フルニトラゼパム エスタゾラム ニトラゼパム クアゼパム	ハルシオン ドルミカム レンドルミン サイレース ユーロジン ベンザリン ドラール	超短 中 短 中 長 長 超長
非ベンゾジアゼピン系	ゾルピデム酒石酸塩 ゾピクロン エスゾピクロン	マイスリー アモバン ルネスタ	超短 超短 超短
メラトニン受容体作動薬	ラメルテオン	ロゼレム	短
オレキシン受容体拮抗薬	スボレキサント	ベルソムラ	中
その他	抱水クロラール	エスクレ	超短

3）非ベンゾジアゼピン系睡眠薬

　　非ベンゾジアゼピン系はベンゾジアゼピン受容体の$\omega 1$受容体（催眠作用に関連）に選択的に作用し，脱力や転倒などの副作用を起こしにくい。

2 抗てんかん薬 (表3−3)

　　てんかんは慢性脳疾患であり，家族歴を有する原因不明の特発性てんかんと，外傷などに起因する中枢神経系障害が予測される症候性てんかんに分類される。症状としては，痙攣，意識障害を主体とし，いずれの場合も脳波異常を認める。病態が多彩でありその薬物治療は，複雑をきわめるので典型的なものは存在しないに等しい。

表3-3　てんかん発作型と選択薬

てんかん発作型	選択薬	一般名	商品名
部分発作	第一選択薬	カルバマゼピン ラモトリギン レベチラセタム ゾニサミド トピラマート	テグレトール ラミクタール イーケプラ エクセグラン トピナ
	第二選択薬	フェニトイン バルプロ酸ナトリウム クロナゼパム ガバペンチン	アレビアチン デパケン リボトリール ガバペン
強直間代性発作	第一選択薬	バルプロ酸ナトリウム （妊娠可能年齢女性を除く）	デパケン
	第二選択薬	ラモトリギン レベチラセタム クロバザム トピラマート フェノバルビタール フェニトイン	ラミクタール イーケプラ マイスタン トピナ フェノバール アレビアチン
欠神発作	第一選択薬	バルプロ酸ナトリウム エトスクシミド	デパケン エピレオプチマル
	第二選択薬	ラモトリギン	ラミクタール
ミオクロニー発作	第一選択薬	バルプロ酸ナトリウム クロナゼパム	デパケン リボトリール
	第二選択薬	レベチラセタム トピラマート フェノバルビタール クロバザム	イーケプラ トピナ フェノバール マイスタン
強直発作 脱力発作	第一選択薬	バルプロ酸ナトリウム	デパケン
	第二選択薬	ラモトリギン レベチラセタム トピラマート	ラミクタール イーケプラ トピナ

出典）日本神経学会：てんかん診療ガイドライン 2018

3 パーキンソン病治療薬 (表3-4)

　本疾患は，大脳基底核黒質線条体の神経伝達物質であるドパミンが不足ないしは欠乏することによって神経伝達異常が生じ，その結果，筋協調性障害をきたす。そのため，運動緩慢，静止時振戦，筋硬直の3徴候を示す。50歳以上の人口の1%程度が罹患している。パーキンソン病の治療の中心は，脳内のドパミンを補うことであるが，別の機序からのアプローチとして，アセチルコリンの作用を抑制する方法もある。

表3-4　パーキンソン病治療薬

分　類	一般名	商品名
レボドパ	レボドパ	ドパストン，ドパゾール
レボドパ配合剤	レボドパ＋カルビドパ レボドパ＋ベンセラジド	メネシット，ネオドパストン イーシー・ドパール，マドパー
ドパミン受容体作用薬	ペルゴリドメシル酸塩 カベルゴリン ブロモクリプチンメシル酸塩 プラミペキソール塩酸塩水和物 ロピニロール塩酸塩 ロチゴチン	ペルマックス カバサール パーロデル ビ・シフロール レキップ ニュープロ
末梢COMT阻害薬	エンタカポン	コムタン
MAO-B阻害薬	セレギリン塩酸塩 ラサギリンメシル酸塩	エフピー アジレクト
ドパミン放出促進薬	アマンタジン塩酸塩	シンメトレル
ドパミン賦活薬	ゾニサミド	トレリーフ
抗コリン薬	トリヘキシフェニジル塩酸塩 ビペリデン塩酸塩	アーテン アキネトン
ノルアドレナリン前駆物質	ドロキシドパ	ドプス
アデノシンA₂A受容体拮抗薬	イストラデフィリン	ノウリアスト
配合薬	レボドパ＋カルビドパ水和物＋エンタカポン	スタレボ

4 中枢性筋弛緩薬 (表3-5)

　中枢神経系に作用して，骨格筋の収縮を抑制することで筋弛緩作用を発現する。一般的には，脳卒中や脳性麻痺による硬直性麻痺の軽減の目的で用いられているが，筋緊張性の腰痛や頸肩腕症候群による肩こりなどにも利用される。

表3－5　中枢性筋弛緩薬（痙縮・筋緊張治療薬）

一般名	商品名
エペリゾン塩酸塩	ミオナール
クロルフェネシンカルバミン酸エステル	リンラキサー
バクロフェン	ギャバロン
チザニジン塩酸塩	テルネリン
メトカルバモール	ロバキシン

5　麻薬性鎮痛薬（表3－6）

　中枢に作用し，痛覚中枢の痛みの閾値を上昇させることで痛みは感じても悩まされなくなる。強い鎮痛作用を有しており，癌性疼痛などにも有効であるが，濫用によって習慣性を生じ依存性をきたしやすいので，厳重な使用制限と注意が必要である。また呼吸中枢も同時に抑制するため，鎮咳作用を発現するが，呼吸抑制をきたす。代表的なオピオイドに，モルヒネやコデインがある。術後，末期癌，心筋梗塞後の強い疼痛などに用いられることが多い。コデインは，モルヒネと比べ鎮痛作用は弱いが，鎮咳作用が強く鎮咳薬として用いられる。

　麻薬拮抗性鎮痛薬はオピオイド作動薬が存在しない状況では鎮痛薬として作用するが，オピオイド作動薬の存在下ではその作用に拮抗する。

　ほかに呼吸抑制などの急性中毒に対して，ナロキソンなどの麻薬拮抗薬が用いられる場合がある。

表3－6　麻薬性鎮痛薬

分　類	一般名	商品名
麻薬性鎮痛薬	モルヒネ塩酸塩	モルヒネ塩酸塩錠・末，塩酸モルヒネ注，オプソ液，アンペック坐薬
	モルヒネ硫酸塩水和物	MS コンチン錠
	フェンタニル	デュロテップ MT パッチ
	フェンタニルクエン酸塩	フェンタニル
	ケタミン塩酸塩	ケタラール
	オキシコドン塩酸塩水和物	オキノーム，オキファスト，オキシコンチン
	ヒドロモルフォン塩酸塩	ナルラピド，ナルサス
	メサドン塩酸塩	メサペイン
麻薬拮抗性鎮痛薬	ペンタゾシン	ソセゴン注
	ブプレノルフィン塩酸塩	レペタン注・坐剤

6 その他の中枢神経系作用薬 (表3 - 7, 8, 9, 10)

中枢神経作用薬として，抗不安薬，抗精神病薬，抗うつ薬，抗認知症薬などが知られている。また，中枢神経系の循環機能を改善する脳循環代謝改善薬なども知られている。

表3－7 抗不安薬

分類		一般名	商品名
ベンゾジアゼピン系	短期作用型（6時間以内）	エチゾラム クロチアゼパム	デパス リーゼ
	中期作用型（24時間以内）	ロラゼパム アルプラゾラム	ワイパックス ソラナックス
	長期作用型（24時間以上）	ジアゼパム クロルジアゼポキシド	セルシン コントール
	超長期作用型（50時間以上）	ロフラゼプ酸エチル オキサゾラム	メイラックス セレナール
非ベンゾジアゼピン系		タンドスピロンクエン酸塩 ヒドロキシジン	セディール アタラックスP

表3－8 抗精神病薬

分類		一般名	商品名
非定型抗精神病薬		リスペリドン オランザピン アリピプラゾール ペロスピロン塩酸塩水和物 ブロナンセリン クエチアピンフマル酸塩	リスパダール ジプレキサ エビリファイ ルーラン ロナセン セロクエル
定型抗精神病薬	高力価群	ハロペリドール フルフェナジンマレイン酸塩 ネモナプリド	セレネース フルメジン エミレース
	低力価群	クロルプロマジン フロロピパミド塩酸塩	コントミン プロピタン
	中間・異型群	プロペリシアジン ゾテピン ブロムペリドール オキシペルチン スルピリド	ニューレプチル ロドピン ブロムペリドール ホーリット ドグマチール
持効型抗精神病薬		ハロペリドールデカン酸エステル	ハロマンス

表3－9　抗うつ薬，気分安定薬，精神刺激薬

分　類		一般名	商品名
抗うつ薬	三環系	アモキサピン ノルトリプチリン塩酸塩 アミトリプチリン塩酸塩 イミプラミン塩酸塩 クロミプラミン塩酸塩 ドスレピン塩酸塩 ロフェプラミン塩酸塩	アモキサン ノリトレン トリプタノール トフラニール アナフラニール プロチアデン アンプリット
	四環系	マプロチリン塩酸塩 セチプチリンマレイン酸塩 ミアンセリン塩酸塩	ルジオミール テシプール テトラミド
	SSRI （選択的セロトニン再取り込み阻害薬）	フルボキサミンマレイン酸塩 パロキセチン塩酸塩水和物 セルトラリン塩酸塩 エスシタロプラムシュウ酸塩	デプロメール，ルボックス パキシル ジェイゾロフト レクサプロ
	SNRI（セロトニン・ノルアドレナリン再取り込み阻害薬）	ミルナシプラン塩酸塩 デュロキセチン塩酸塩	トレドミン サインバルタ
	NaSSA（ノルアドレナリン作動性・特異的セロトニン作動性抗うつ薬）	ミルタザピン	リフレックス，レメロン
気分安定薬（抗躁薬）		炭酸リチウム カルバマゼピン バルプロ酸ナトリウム	リーマス テグレトール デパケン
精神刺激薬		メチルフェニデート塩酸塩 アトモキセチン塩酸塩	リタリン ストラテラ

表3－10　その他の中枢神経作用薬

分　類		一般名	商品名
アルツハイマー型認知症治療薬		ドネペジル塩酸塩 メマンチン塩酸塩 ガランタミン臭化水素酸塩 リバスチグミン	アリセプト メマリー レミニール リバスタッチ， イクセロン
脳循環代謝改善薬	脳の生理的活性物質	アデノシン三リン酸二ナトリウム水和物	アデホス
	その他の薬物	メクロフェノキサート塩酸塩	ルシドリール
	脳循環改善薬	イフェンプロジル酒石酸塩 ニセルゴリン イブジラスト	セロクラール サアミオン ケタス

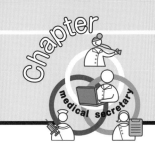

Chapter 4 消化器系疾患に用いる薬

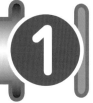

消化器系の生理 ①

　口腔に始まり，食道，胃，小腸，大腸，肛門に終わるまでの一連の外部と交通する消化管と，唾液腺，膵臓，肝臓などの消化酵素ならびに食物の消化・吸収にかかわる消化液を分泌する付属器官より成り立っている（図4－1）。

　栄養として摂取された食物中の炭水化物，蛋白質，脂質は通常，高分子物質であり，低分子物質に消化されない限り，腸管粘膜から吸収することはできない。この消化にかかわるのが，唾液，胃液，膵液，および腸液に含まれる消化酵素である。このようにして吸収された栄養素が，肝臓を含め各種諸器官において，蛋白質，多糖体，脂質に再構成されヒトの身体を形づくっている。したがって，消化管は，生命維持に必要な栄養を摂取する重要な器官であり，消化管の障害は，生体の衰弱や他の疾病の発現につながる。

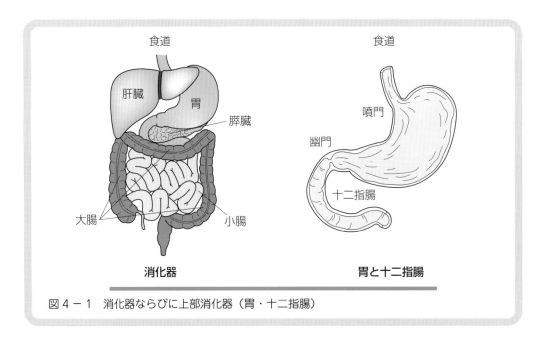

図4－1　消化器ならびに上部消化器（胃・十二指腸）

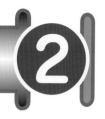

主な作用薬 ②

1 消化性潰瘍治療薬

　ストレスなどの各種要因により，上部消化器，特に胃・十二指腸粘膜が，粘膜筋板まで損傷された状態を胃・十二指腸潰瘍と定義している（図4 - 2）。

　通常，胃・十二指腸粘膜は，粘膜を損傷するような攻撃因子（胃酸など）を粘膜を保護している防御因子（粘液など）が守るというバランスが保たれた状態で維持されている。しかしながら，何らかの要因（ストレス，薬の副作用など）により，このバランスが破綻し，攻撃因子の比重が大きくなると潰瘍が発生すると考えられる。

　したがって，消化性潰瘍治療の基本は，攻撃因子を弱体化するか，防御因子を強化するかのどちらかである。また，近年胃内に感染したヘリコバクター・ピロリ（*Helicobacter pylori*）と胃潰瘍の関係が注目されており，難治性再発性胃潰瘍患者はHP の感染率が高く，除菌によって再発率が極端に低下することが知られている。

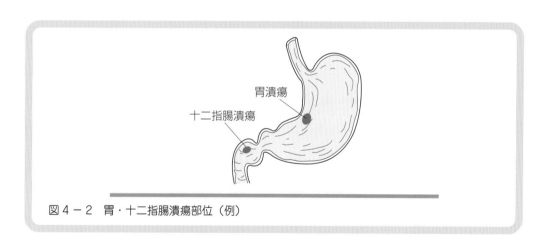

図4 - 2　胃・十二指腸潰瘍部位（例）

（1）酸分泌抑制薬（攻撃因子抑制薬）（表4 - 1）

　胃酸分泌には，ヒスタミンが介在することが知られている。ヒスタミン H_2 受容体を阻害し，胃酸分泌を抑制する H_2 受容体拮抗薬が潰瘍治療薬として用いられる。

　また，胃壁細胞の胃酸分泌をつかさどるプロトンポンプを阻害し，直接的に胃酸分泌を抑制するプロトンポンプ阻害薬も，現在最も強力な胃酸分泌抑制薬として用いられる。その他，選択的ムスカリン受容体拮抗薬も酸分泌抑制薬として用いられる。

（2）粘膜保護薬（防御因子増強薬）（表4-1）

　　粘液産生・分泌促進，胃粘膜血流改善など，防御因子を増強し，胃粘膜を保護・修復することで潰瘍の修復を図る薬物群である。

（3）ヘリコバクター・ピロリ除菌薬（表4-1）

　　ヘリコバクター・ピロリは，胃の粘膜に生息しているらせん形をした細菌で，胃炎や胃潰瘍などの胃の病気に深くかかわっている。胃癌をはじめとするヘリコバクター・ピロリに関連したさまざまな病気の治療や予防に除菌療法が行われる。

　　除菌療法は，複数の薬剤を用いて行い，一般的にはアモキシシリン（ペニシリン系抗生物質），クラリスロマイシン（マクロライド系抗生物質），プロトンポンプ阻害薬（PPI）などの薬剤を併用する治療が行われている。

表4-1　消化性潰瘍治療薬

分　類			一般名	商品名
酸分泌抑制薬（攻撃因子抑制薬）	酸分泌抑制薬	H₂受容体拮抗薬	シメチジン ファモチジン ニザチジン ラフチジン	タガメット ガスター アシノン プロテカジン
		プロトンポンプ阻害薬（PPI）	ランソプラゾール ラベプラゾールナトリウム エソメプラゾールマグネシウム水和物 ボノプラザンフマル酸塩	タケプロン パリエット ネキシウム タケキャブ
		選択的ムスカリン受容体拮抗薬	チキジウム臭化物 ピレンゼピン塩酸塩水和物	チアトン ピレンゼピン
	酸中和薬		合剤 沈降炭酸カルシウム	マーロックス 沈降炭酸カルシウム
粘膜保護薬（防御因子増強薬）	粘膜抵抗増強薬	潰瘍病巣保護薬	スクラルファート水和物 ポラプレジンク 合剤	アルサルミン プロマック マーズレンS
		組織修復促進薬	ゲファルナート エカベトナトリウム水和物 アルギン酸ナトリウム	ゲファニール ガストローム アルロイドG
	粘液産生・分泌促進薬		テプレノン ミソプロストール レバミピド	セルベックス サイトテック ムコスタ
	胃粘膜微小循環改善薬		セトラキサート塩酸塩 ソファルコン スルピリド	ノイエル ソロン ドグマチール
ヘリコバクター・ピロリ除菌薬			PPI＋2種類の抗菌薬のパック製剤	ラベキュア ボノサップ ラベファイン ボノピオン

2 下痢・便秘治療薬（止痢薬，下剤）

　軟便や水様便など水分含量の高い便を頻回に排泄する状態を下痢と定義する。本来下痢は，腸内毒物排除の目的もあり，原則止めるべきではない。しかし，体内の水分喪失に伴う脱水や，栄養障害のおそれがある場合は，下痢を抑制する必要がある。

　一方，便秘は，3日以上排便がない状態，または毎日排便があっても残便感がある状態と日本内科学会で定義され，全身性疾患に由来する器質性便秘と機能性便秘に分類される。機能性便秘は，①高齢者，虚弱体質に多い弛緩性便秘，②下部大腸の緊張上昇で起こる痙攣性便秘，③直腸弛緩による常習性便秘である直腸性便秘の3つに分類される。

（1）止痢・整腸薬 （表4-2）

　いわゆる下痢止めのことである。腸粘膜を保護して下痢を抑制する収れん薬，下痢の原因物質や過剰な水分を吸着する吸着薬，消化管運動を抑制して下痢を止める腸運動抑制薬などが用いられる。特に，腸運動抑制薬は作用が強く，麻薬に指定されているものもあり，使用には注意が必要である。また，抗生物質使用による腸内細菌の乱れによる下痢などに整腸薬が用いられる。整腸薬には，乳酸菌や酪酸菌などが含まれる。

表4-2　止痢・整腸薬

分　類	一般名	商品名
止痢薬	ロペラミド塩酸塩 タンニン酸アルブミン 合剤 天然ケイ酸アルミニウム	ロペミン タンナルビン フェロベリン アドソルビン
過敏性腸症候群治療薬	ラモセトロン塩酸塩 ポリカルボフィルカルシウム	イリボー ポリフル，コロネル
整腸薬	ビフィズス菌 酪酸菌 ラクトミン＋酪酸菌＋糖化菌 耐性乳酸菌	ビオフェルミン，ラックビーN ミヤBM ビオスリー ビオフェルミンR

（2）下　　剤 （表4-3）

　機能性便秘の基礎治療は，食生活や排便の習慣の改善が第一選択であるが，これによっても治療できないとき下剤の適応となる。腸管内の水分を保持することで下剤の効果を発揮する塩類下剤，水分を含むことで膨張し，腸管運動を刺激して排便を促進する膨張性下剤，直接大腸粘膜を刺激し，蠕動運動を誘発して排便を促す大腸刺激性下剤などが用いられている。また，直接大腸を刺激して排便を促す浣腸や坐薬も用いられている。その他，現在使用機会は少ないものの小腸刺激性下剤としてヒマシ油も用いられる。

表4-3 下　　剤

分　類		一般名	商品名
緩下剤	塩類下剤	酸化マグネシウム クエン酸マグネシウム	酸化マグネシウム マグコロール
	膨張性下剤	カルメロースナトリウム	カルメロースナトリウム
	浸潤性下剤	合剤	ビーマス
刺激性下剤	小腸刺激性下剤	ヒマシ油	ヒマシ油
	大腸刺激性下剤	ビサコジル ピコスルファートナトリウム水和物 センノシド 合剤	テレミンソフト ラキソベロン プルゼニド アローゼン
その他		合剤 ルビプロストン D-ソルビトール	新レシカルボン，ニフレック アミティーザ D-ソルビトール

3 その他の消化器系疾患治療薬

（1）悪心・嘔吐治療薬 （表4-4）

　　悪心・嘔吐は中枢疾患，妊娠，耳鼻科疾患，薬物副作用などで誘発されるので，その原因を見極めて適切な治療をすべきで，必要に応じ悪心・嘔吐治療薬を用いる。

表4-4　悪心・嘔吐治療薬

分　類	一般名	商品名
胃腸機能調整薬	メトクロプラミド ドンペリドン	プリンペラン ナウゼリン
5-HT₃ 受容体拮抗型制吐薬	グラニセトロン塩酸塩 オンダンセトロン塩酸塩水和物 ラモセトロン塩酸塩	カイトリル ゾフラン ナゼア

（2）健胃・消化薬 （表4-5）

　　消化管運動を亢進し，消化機能を促進することで各種消化器症状（胸やけなど）を改善する。または，消化酵素そのものを投与し食物の消化を補助する。

（3）潰瘍性大腸炎治療薬 （表4-6）

　　日本人でも近年増加傾向にある，原因不明の難治性下部消化器潰瘍性疾患である。主に，大腸粘膜に散発性のびらん性潰瘍を呈する。特効的な薬はいまだ存在しない。

表4－5　健胃・消化薬

分　類		一般名	商品名
健胃薬	総合健胃薬	合剤	S・M 配合散
	局所麻酔薬	オキセサゼイン	ストロカイン
	胃腸機能調整薬	イトプリド塩酸塩 モサプリドクエン酸塩水和物	ガナトン ガスモチン
総合消化酵素		消化酵素複合剤	ベリチーム，リパクレオン，エクセラーゼ

表4－6　その他の消化器系疾患治療薬

分　類	一般名	商品名
潰瘍性大腸炎治療薬	サラゾスルファピリジン メサラジン インフリキシマブ	サラゾピリン アサコール レミケード
肝疾患治療薬	グルタチオン 合剤 ラクツロース	タチオン グリチロン ラクツロース
蛋白分解酵素阻害薬（膵炎治療薬）	カモスタットメシル酸塩 ガベキサートメシル酸塩 ナファモスタットメシル酸塩	フオイパン 注射用エフオーワイ フサン
利胆薬（排胆薬）	フロプロピオン トレピブトン	コスパノン スパカール
利胆薬（催胆薬）	ウルソデオキシコール酸	ウルソ

（4）肝疾患治療薬（表4－6）

　　最も代表的な肝疾患には，HAV，HBV，HCV などに由来するウイルス性肝炎や，アルコール性肝炎および肝障害がある。HBV，HCV に由来する B 型，C 型肝炎には，インターフェロン療法や抗ウイルス薬（p.146 参照）が用いられ，その他，肝庇護薬も治療薬として用いられる。

（5）利　胆　薬（表4－6）

　　利胆薬は，胆道系疾患治療が目的の排胆薬と肝疾患治療が目的の催胆薬に分類される。

（6）膵炎治療薬（表4－6）

　　膵炎は，活性化された膵消化酵素が膵臓組織を自己消化してしまう疾患である。治療薬としては，蛋白分解酵素阻害薬が用いられる。

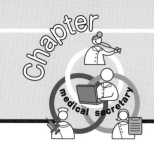

5 循環器系疾患に用いる薬

1 循環器系の生理

　心臓は，血液を血管内で循環させるポンプのような働きをもち，血液を介して酸素や栄養の供給と老廃物の運搬を行う重要な役割をもっている（図5-1）。心臓は自動性の臓器であるが，自律神経支配を受ける。

　血管は，血液を循環させるパイプの役割を果たしている。血管も自律神経支配を強く受け，収縮したり拡張したりすることで血圧を調節する。血圧は，各種要因で劇的に変化するが，正常時は心臓の1回拍出量，拍出速度，末梢血管抵抗で決定される。

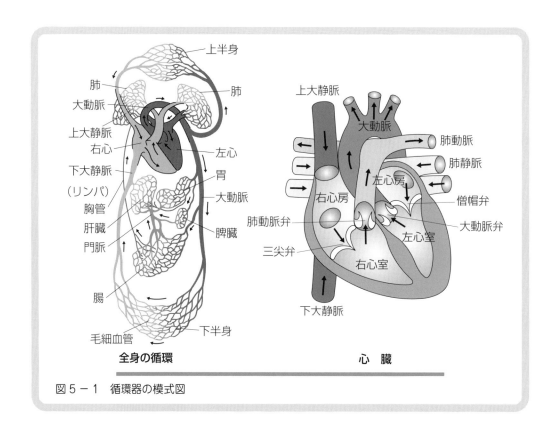

図5-1　循環器の模式図

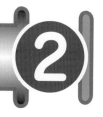

主な作用薬

1 心不全治療薬 (表5-1)

　　心臓が衰弱し，全身が必要とする血液を供給できない状況まで，ポンプ力が低下した状態を心不全と定義する。心不全の薬物治療としては基本的に，心筋の収縮力を強くする作用をもつ薬，心臓の負担を軽減する作用をもつ薬が用いられる。

　　心不全は，急性心不全と慢性（うっ血性）心不全に分けられるが，特にうっ血性心不全の治療では，薬物療法のみならず，食生活（低ナトリウム食，水分制限）を含む生活習慣の総合的な管理が必要となる。

　　以下に主な心不全治療薬（強心薬）を示す。

（1）ジギタリス製剤

　　直接的に心筋の収縮力を増強することで，強心作用を発現する。この作用により全身循環，腎循環が改善され，二次的に利尿作用も発現する。この利尿作用は，うっ血性心不全の特徴である全身性の浮腫も改善する。

（2）交感神経刺激薬

　　心臓には交感神経β受容体が存在し，β受容体を刺激するカテコールアミン系薬剤を投与することによって心筋収縮力が増加する。

（3）ホスホジエステラーゼ（PDE）Ⅲ阻害薬

　　心筋の収縮に関与するサイクリックAMP（cAMP）を分解するホスホジエステラーゼを阻害することで，心筋収縮力を増加させる。

（4）アンジオテンシン変換酵素（ACE）阻害薬・アンジオテンシンⅡ受容体拮抗薬（ARB）

　　降圧薬だが，末梢の動静脈をバランスよく拡張することで，心臓の負担を軽減する。慢性心不全の第一選択薬として使用されている。

（5）そ の 他

　　循環不全に伴う浮腫を利尿薬で解消し，心臓の負担を軽減する目的でループ利尿薬が用いられる。また，以前は禁忌だった交感神経β遮断薬の有効性が近年明らかになり，

ACE 阻害薬やジギタリス製剤などの投与により，症状の安定した患者に用いられる。

表5-1　心不全治療薬（強心薬）

分　類	一般名	商品名
ジギタリス製剤	ジゴキシン メチルジゴキシン	ジゴキシン，ジゴシン ラニラピッド
カテコールアミン系薬剤 （交感神経刺激薬）	ドパミン塩酸塩 ドブタミン塩酸塩 アドレナリン ノルアドレナリン	イノバン ドブトレックス ボスミン ノルアドレナリン
ホスホジエステラーゼⅢ阻害薬 （PDE Ⅲ阻害薬）	オルプリノン塩酸塩水和物 ミルリノン	コアテック ミルリーラ
α型ヒト心房性ナトリウム利尿ポリペプチド製剤	カルペリチド	ハンプ
キサンチン系薬剤	カフェイン	カフェイン
その他の強心薬	ブクラデシンナトリウム ピモベンダン ユビデカレノン タウリン	アクトシン アカルディ ノイキノン タウリン

2 狭心症治療薬 (表5-2)

　狭心症とは，心筋に必要な栄養（酸素）を供給する冠動脈の血流量が不十分となり，前胸部に激しい疼痛発作をきたす症状である。全身循環を維持するのに必要な酸素が心筋に十分供給されないという，需給のバランスが崩れた状態で発病する。冠動脈が何らかの理由で狭窄し，冠血流が低下したときに狭心症発作が誘発される。狭心症の治療としては，冠動脈を広げることで血流を改善し酸素供給を増加させる，あるいは，心筋仕事量を抑制し，心筋の酸素使用量を減少させることで需給バランスを改善する。狭心症は，可逆的な病変であるが，不可逆的な心筋梗塞に移行することもある。

　以下に主な狭心症治療薬を示す。

（1）硝　酸　薬

　静脈系を拡張させ，心臓への静脈還流量を減少させる，さらに動脈系を拡張させることで心臓の負担を軽減させ，効果を発現する。また，冠血管の比較的太い動脈を拡張することで冠血流を増加させることでも効果を現す。経口適用から吸入，舌下，貼付適応と，その利用範囲は広く，各種の方法で使用されている。

（2）カルシウム（Ca）拮抗薬

筋収縮に必要なカルシウムイオンの細胞内流入を防ぎ，筋収縮を抑制することで心臓の負担を軽減する。

（3）β遮断薬

交感神経β受容体を遮断することで心拍数の減少，血圧の低下，心筋収縮力を低下させ心臓の負担を軽減する（詳しくは図2－1 p.86参照）。

（4）その他

冠血管への血栓形成を抑制する目的でアスピリンや血小板凝集抑制薬が用いられる。

表5－2　狭心症治療薬

分　類	一般名	商品名
硝酸薬	ニトログリセリン	ニトロペン，ニトロダーム TTS
	硝酸イソソルビド	ニトロール，フランドルテープ，ニトロールスプレー
	一硝酸イソソルビド	アイトロール
カルシウム（Ca）拮抗薬	→高血圧症治療薬*	
β遮断薬	→高血圧症治療薬*	
カリウム（K）チャネル開口薬	ニコランジル	シグマート
その他の冠拡張薬	ジピリダモール	ペルサンチン
	ジラゼプ塩酸塩水和物	コメリアン

*表5－5 p.110参照

3　不整脈治療薬 （表5－3）

心拍数とリズムの異常を不整脈と定義する。各種原因で発病し多彩な病態を示す疾患であることから症状に応じた詳細な分類が必要で，一括して論ずることは不可能である。除細動器やペースメーカーの普及と発達によって不整脈治療は格段と進歩を遂げたが，本疾患は薬物治療が主流である。不整脈の発病メカニズムと分類を本書で扱うことは専門的すぎるので割愛するが，現在使用される不整脈治療薬の大半は，高血圧治療薬や狭心症治療薬であり，局所麻酔薬でもある。不整脈を放置すると，正常な血行動態が障害され循環不全となり，突発性の意識障害や死に至ることもありうる。

表 5 - 3　不整脈治療薬

分　類		一般名	商品名
第Ⅰ群 (Na チャネル抑制)	Ⅰa群 (APD 延長)	キニジン硫酸塩水和物 プロカインアミド塩酸塩 ジソピラミドリン酸塩 ピルメノール塩酸塩水和物 シベンゾリンコハク酸塩	硫酸キニジン アミサリン リスモダン ピメノール シベノール
	Ⅰb群 (APD 短縮)	リドカイン塩酸塩 メキシレチン塩酸塩 アプリンジン塩酸塩	キシロカイン，リドカイン静注用 2% シリンジ メキシチール アスペノン
	Ⅰc群 (APD 不変)	ピルシカイニド塩酸塩水和物 フレカイニド酢酸塩 プロパフェノン塩酸塩	サンリズム タンボコール プロノン
第Ⅱ群（β遮断薬）		ナドロール プロプラノロール塩酸塩 アテノロール	ナディック インデラル テノーミン
第Ⅲ群 (再分極遅延薬)		アミオダロン塩酸塩 ニフェカラント塩酸塩 ソタロール塩酸塩	アンカロン シンビット ソタコール
第Ⅳ群 (Ca 拮抗薬)		ベラパミル塩酸塩 ジルチアゼム塩酸塩 ベプリジル塩酸塩水和物	ワソラン ヘルベッサー ベプリコール

APD：活動電位持続時間

4 高血圧症治療薬 (表5 - 4，図5 - 2，表5 - 5)

　　高血圧症は，明らかな原因を認めない本態性高血圧症と，器質的疾患に由来する原因の明らかな二次性高血圧に分類される。高血圧症患者の大半は前者に由来し，後者の割合は少ない。

　　日本高血圧学会の高血圧治療ガイドライン（2019）では，診察室での収縮期血圧（最大血圧）が140mmHg 以上，または拡張期血圧（最小血圧）が90mmHg 以上の場合を高血圧と診断している。また自宅で測る家庭血圧の場合は，診察室よりも 5mmHg 低い基準が用いられる。血圧の高い状態が長期間持続すると，脳血管疾患や心疾患などを引き起こす可能性が高くなることから治療が必要となる。本態性高血圧症の治療は，薬物治療に先立ち食生活を中心とした生活習慣の改善から行われる。

　　降圧薬は，異なった各種の作用機序を有する薬が開発され，単剤または多剤併用で副作用の少ない有用性の高い治療を可能にしている。また，近年作用機序の異なる2種の薬を配合した合剤が使用され始めている。

表5-4 診療室血圧に基づいた脳心血管病リスクの層別化

血圧分類 (mmHg) リスク層 (血圧以外の予後影響因子)	高値血圧 130-139/ 80-89	Ⅰ度高血圧 140-159/ 90-99	Ⅱ度高血圧 160-179/ 100-109	Ⅲ度高血圧 ≧180/ ≧110
リスク第一層 (予後影響因子がない)	低リスク	低リスク	中等リスク	高リスク
リスク第二層 (年齢（65歳以上），男性，脂質異常症，喫煙のいずれかがある)	中等リスク	中等リスク	高リスク	高リスク
リスク第三層 (脳心血管病既往，非弁膜症性心房細動，糖尿病，蛋白尿のあるCKDのいずれか，または，リスク第二層の危険因子が3つ以上ある)	高リスク	高リスク	高リスク	高リスク

JALSスコアと久山スコアより得られる絶対リスクを参考に，予後影響因子の組み合わせによる脳心血管病リスク層別化を行った。層別化で用いられている予後影響因子は，血圧，年齢（65歳以上），男性，脂質異常症，喫煙，脳心血管病（脳出血，脳梗塞，心筋梗塞）の既往，非弁膜症性心房細動，糖尿病，蛋白尿のあるCKDである。
出典）日本高血圧学会：高血圧治療ガイドライン2019

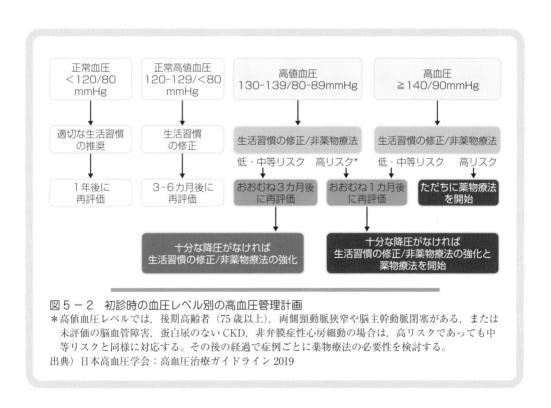

図5-2 初診時の血圧レベル別の高血圧管理計画
＊高値血圧レベルでは，後期高齢者（75歳以上），両側頸動脈狭窄や脳主幹動脈閉塞がある，または未評価の脳血管障害，蛋白尿のないCKD，非弁膜症性心房細動の場合は，高リスクであっても中等リスクと同様に対応する。その後の経過で症例ごとに薬物療法の必要性を検討する。
出典）日本高血圧学会：高血圧治療ガイドライン2019

（1）利　尿　薬

　　サイアザイド系，ループ利尿薬は，高血圧治療薬の第一選択薬として古くから用いられるが，最近は本剤の使用量を少量にし，他の降圧薬の併用薬として治療効果を上げている。

（2）カルシウム（Ca）拮抗薬

　　血管平滑筋へのカルシウムの流入を阻止することで，血管を拡張し血圧を低下させる。

（3）アンジオテンシン変換酵素（angiotensin-converting enzyme：ACE）阻害薬

　　血管を収縮させ血圧を上昇させるアンジオテンシンⅡの合成を阻害することで，血管を拡張し血圧を低下させる。

（4）アンジオテンシンⅡ受容体拮抗薬（angiotensin receptor blocker：ARB）

　　アンジオテンシンⅡの受容体を遮断し，アンジオテンシンⅡの働きを抑制し，血圧を低下させる。

（5）交感神経拮抗薬

　　β遮断薬は，心臓の交感神経β受容体の作用を遮断することで，心臓の収縮力を低下させ1回拍出量と心拍数の低下により血圧を低下させる。また，α遮断薬は，末梢血管を拡張させ血圧を低下させる。

（6）その他の高血圧症治療薬

　　直接血管拡張薬，交感神経節後神経遮断薬，自律神経遮断薬，中枢神経作用薬なども降圧薬として用いられる。

（7）合　　　剤

　　近年，作用機序の異なる2種類の降圧薬を配合した合剤が開発され，臨床で使用され始めている。また，高血圧症と高コレステロール血症の合併が，脳，心血管疾患の発症リスクを高めるため，これらの治療薬の合剤も同様に使用されている。

表5-5　高血圧症治療薬

分　類		一般名	商品名
降圧利尿薬	サイアザイド系利尿薬	ヒドロクロロチアジド トリクロルメチアジド	ヒドロクロロチアジド フルイトラン
	サイアザイド類似利尿薬	インダパミド トリパミド	ナトリックス ノルモナール

分類		一般名	商品名
降圧利尿薬	ループ利尿薬	フロセミド アゾセミド トラセミド	ラシックス ダイアート ルプラック
	カリウム保持性利尿薬	スピロノラクトン カンレノ酸カリウム	アルダクトン A ソルダクトン
カルシウム（Ca）拮抗薬	ジヒドロピリジン系薬剤	ニフェジピン ニカルジピン塩酸塩 マニジピン塩酸塩 ベニジピン塩酸塩 シルニジピン アムロジピンベシル酸塩 アゼルニジピン	アダラート ペルジピン カルスロット コニール アテレック アムロジン，ノルバスク カルブロック
	ベンゾチアゼピン系	ジルチアゼム塩酸塩	ヘルベッサー
アンジオテンシン変換酵素（ACE）阻害薬		カプトプリル エナラプリルマレイン酸塩 ペリンドプリルエルブミン	カプトリル レニベース コバシル
アンジオテンシンⅡ受容体拮抗薬（ARB）		カンデサルタン シレキセチル バルサルタン テルミサルタン オルメサルタン メドキソミル ロサルタンカリウム アジルサルタン	ブロプレス ディオバン ミカルディス オルメテック ニューロタン アジルバ
α遮断薬		プラゾシン塩酸塩 ウラピジル ドキサゾシンメシル酸塩	ミニプレス エブランチル カルデナリン
中枢性α₂アゴニスト		メチルドパ水和物	アルドメット
β遮断薬	β₁非選択性で ISA のないもの	プロプラノロール塩酸塩	インデラル
	β₁非選択性で ISA のあるもの	ピンドロール カルテオロール塩酸塩	カルビスケン ミケラン
	β₁選択性で ISA のないもの	メトプロロール酒石酸塩 アテノロール ビソプロロールフマル酸塩	セロケン テノーミン メインテート
	β₁選択性で ISA のあるもの	セリプロロール塩酸塩	セレクトール
	α, β遮断薬	カルベジロール ベバントロール塩酸塩 アロチノロール塩酸塩	アーチスト カルバン アロチノロール塩酸塩
	血管拡張作用のあるもの	ニプラジロール	ハイパジール
合剤		ARB ＋利尿薬 ARB ＋ Ca 拮抗薬 Ca 拮抗薬 ＋ HMG-CoA 還元酵素阻害薬 ARB ＋ Ca 拮抗薬＋利尿薬	プレミネント，コディオ エックスフォージ，ユニシア，ミカムロ，アイミクス，ザクラス カデュエット ミカトリオ

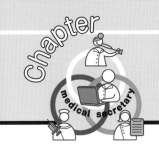

6 代謝系疾患に用いる薬

1 脂質異常症治療薬 （表6-1, 2, 図6-1）

　脂質異常症（以前の高脂血症）とは，血液中に含まれる脂質成分の中で，LDL コレステロールやトリグリセライド（中性脂肪）が過剰，あるいは HDL コレステロールが不足している状態のことである。HDLコレステロールの減少も，好ましくないにもかかわらず，高脂血症という言葉の使用は矛盾するので脂質異常症と名称が変更になった。脂質異常症は自覚症状に乏しいが，放置することで動脈硬化の危険因子となり，冠動脈疾患などを引き起こすことがあるため，これらを予防する目的で治療を必要とする。治療としては，食事をはじめとする生活習慣の改善を行い，必要に応じて薬物治療を行う。

（1）コレステロール合成阻害薬（HMG-CoA 還元酵素阻害薬）
　肝臓におけるコレステロール合成を阻害することで，血中コレステロールを低下させる。高 LDL コレステロール血症の第一選択薬である。

（2）ニコチン酸誘導体
　肝臓において中性脂肪の生成を抑制する。また，HDL コレステロールを増加させる作用もある。

（3）フィブラート系薬剤
　主として，肝臓においてトリグリセライドの生成を抑制する。また，VLDL（主にトリグリセライドを主成分とする内因性脂質）を減少させる作用もある。

（4）不飽和脂肪酸
　ある種の脂肪酸は，血清脂質を低下させる作用がある。トリグリセライドの低下作用が強い。

（5）その他の脂質異常症治療薬
　植物油やイオン交換体，コレステロールの胆汁中への排泄促進作用をもつプロブコールなどが知られている。

表6-1 脂質異常症診断基準

LDL コレステロール	140mg/dL 以上	高 LDL コレステロール血症
	120 ～ 139mg/dL	境界域高 LDL コレステロール血症**
HDL コレステロール	40mg/dL 未満	低 HDL コレステロール血症
トリグリセライド	150mg/dL 以上（空腹時採血*）	高トリグリセライド血症
	175mg/dL 以上（随時採血*）	
Non-HDL コレステロール	170mg/dL 以上	高 non-HDL コレステロール血症
	150 ～ 169mg/dL	境界域高 non-HDL コレステロール血症**

*基本的に 10 時間以上の絶食を「空腹時」とする。ただし水やお茶などカロリーのない水分の摂取は可とする。空腹時であることが確認できない場合を「随時」とする。
**スクリーニングで境界域高 LDL-C 血症，境界域高 non-HDL-C 血症を示した場合は，高リスク病態がないか検討し，治療の必要性を考慮する。
● LDL-C は Friedewald 式（TC－HDL-C－TG/5）で計算する（ただし空腹時採血の場合のみ）。または直接法で求める。
● TG が 400mg/dL 以上や随時採血の場合は non-HDL-C（＝TC－HDL-C）か LDL-C 直接法を使用する。ただしスクリーニングで non-HDL-C を用いる時は，高 TG 血症を伴わない場合は LDL-C との差が＋30mg/dL より小さくなる可能性を念頭においてリスクを評価する。
● TG の基準値は空腹時採血と随時採血により異なる。
● HDL-C は単独では薬物介入の対象とはならない。
出典）日本動脈硬化学会：動脈硬化性疾患予防ガイドライン 2022 年版

表6-2 脂質異常症治療薬

分類	一般名	商品名
HMG-CoA 還元酵素阻害薬	プラバスタチンナトリウム アトルバスタチンカルシウム水和物 ピタバスタチンカルシウム ロスバスタチンカルシウム	メバロチン リピトール リバロ クレストール
ニコチン酸誘導体	ニコモール	コレキサミン
フィブラート系薬剤	ベザフィブラート フェノフィブラート	ベザトール SR リピディル
小腸コレステロールトランスポータ阻害薬	エゼチミブ	ゼチーア
イオン交換薬	コレスチラミン コレスチミド	クエストラン コレバイン
プロブコール	プロブコール	シンレスタール
植物ステロール	ガンマ-オリザノール	ハイゼット
その他	イコサペント酸エチル エボロクマブ	エパデール レパーサ

脂質異常症のスクリーニング

冠動脈疾患またはアテローム血栓性脳梗塞（明らかなアテローム*を伴うその他の脳梗塞も含む）があるか？ → 「あり」の場合 → **二次予防**

「なし」の場合 ↓

以下のいずれかがあるか？ → 「あり」の場合 → **高リスク**

糖尿病（耐糖能異常は含まない）
慢性腎臓病（CKD）
末梢動脈疾患（PAD）

「なし」の場合 ↓

久山町研究によるスコア				予想される10年間の動脈硬化性疾患発症リスク	分類
40〜49歳	50〜59歳	60〜69歳	70〜79歳		
0〜12	0〜7	0〜1	—	2%未満	低リスク
13以上	8〜18	2〜12	0〜7	2〜10%未満	中リスク
—	19以上	13以上	8以上	10%以上	高リスク

*頭蓋内外動脈に50%以上の狭窄，または弓部大動脈粥腫（最大肥厚4mm以上）。
注）家族性高コレステロール血症および家族性Ⅲ型高脂血症と診断された場合はこのチャートを用いずに第4章「家族性高コレステロール血症」，第5章「原発性脂質異常症」の章をそれぞれ参照すること。
久山町研究スコアは下図に基づいて計算する。

【久山町スコアによる動脈硬化性疾患発症予測モデル】

①性別	ポイント
女性	0
男性	7

②収縮期血圧	ポイント
<120mmHg	0
120〜129mmHg	1
130〜139mmHg	2
140〜159mmHg	3
160mmHg〜	4

③糖代謝異常（糖尿病は含まない）	ポイント
なし	0
あり	1

④血清 LDL-C	ポイント
<120mg/dL	0
120〜139mg/dL	1
140〜159mg/dL	2
160mg/dL〜	3

⑤血清 HDL-C	ポイント
60mg/dL〜	0
40〜59mg/dL	1
<40mg/dL	2

⑥喫煙	ポイント
なし	0
あり	2

注1：過去喫煙者は⑥喫煙はなしとする。

①〜⑥のポイント合計		点

右表のポイント合計より年齢階級別の絶対リスクを推計する。

ポイント合計	40〜49歳	50〜59歳	60〜69歳	70〜79歳
0	<1.0%	<1.0%	1.7%	3.4%
1	<1.0%	<1.0%	1.9%	3.9%
2	<1.0%	<1.0%	2.2%	4.5%
3	<1.0%	1.1%	2.6%	5.2%
4	<1.0%	1.3%	3.0%	6.0%
5	<1.0%	1.4%	3.4%	6.9%
6	<1.0%	1.7%	3.9%	7.9%
7	<1.0%	1.9%	4.5%	9.1%
8	1.1%	2.2%	5.2%	10.4%
9	1.3%	2.6%	6.0%	11.9%
10	1.4%	3.0%	6.9%	13.6%
11	1.7%	3.4%	7.9%	15.5%
12	1.9%	3.9%	9.1%	17.7%
13	2.2%	4.5%	10.4%	20.2%
14	2.6%	5.2%	11.9%	22.9%
15	3.0%	6.0%	13.6%	25.9%
16	3.4%	6.9%	15.5%	29.3%
17	3.9%	7.9%	17.7%	33.0%
18	4.5%	9.1%	20.2%	37.0%
19	5.2%	10.4%	22.9%	41.1%

図6-1　動脈硬化性疾患予防から見た脂質管理目標設定のためのフローチャートおよび久山町スコアによる動脈硬化性疾患発症予測モデル
出典）日本動脈硬化学会：動脈硬化性疾患予防ガイドライン2022年版

2 糖尿病治療薬 (表6-3)

　糖尿病は，膵臓から分泌されるインスリンの分泌欠損（1型糖尿病）と作用低下（2型糖尿病）がある。糖尿病は，致命的な各種合併症を引き起こすことが知られている。1型糖尿病の場合，インスリンの絶対的欠乏によって起こるため，生命維持にインスリン製剤が不可欠である。2型糖尿病では，食事療法と運動療法が治療の基本であり，その基礎治療において血糖調節が不良であるときに薬物治療が適応となる。日本人の糖尿病患者の約95%は2型糖尿病である。

（1）インスリン製剤

　1型糖尿病患者においては唯一の治療薬である。2型糖尿病患者では，他の経口糖尿病薬で血糖コントロールが十分にできない場合に適応となる。消化管で消化酵素により消化を受け無効となるため経口投与はできない。作用の発現，持続時間の異なるインスリン製剤があり，患者により使い分けられている。

（2）経口糖尿病薬

1）血糖降下薬

　膵臓からインスリン分泌を促進するスルホニル尿素系(SU剤)と肝臓における糖新生・腸管からの糖吸収の抑制などにより血糖を降下させるビグアナイド系に分類される。

2）インスリン抵抗性改善薬

　インスリン抵抗性（インスリンの効き目が出にくい状態）を改善することで血糖を降下させる。

3）食後過血糖改善薬（α-グルコシダーゼ阻害薬）

　腸管において，炭水化物を最終的にグルコースへと分解する酵素であるα-グルコシダーゼを阻害することで食後過血糖を抑制する。

（3）その他の糖尿病治療薬

　従来の糖尿病治療薬とは作用機序が異なるGLP-1（glucagon-like peptide-1）受容体作動薬，DPP-4（dipeptidyl peptidase-4）阻害薬，SGLT2（sodium glucose co-transporter 2）阻害薬が開発され臨床で使用されている。GLP-1は小腸から分泌されるホルモンで膵島のβ細胞からのインスリンの分泌を促進する働きをもつ。GLP-1受容体作動薬はDPP-4による分解を受けにくくしたGLP-1のアナログ製剤である。DPP-4阻害薬はGLP-1を分解するDPP-4の働きを阻害することでGLP-1が分解されるのを防いでGLP-1の血中濃度を高め，インスリンの分泌を促進する。SGLT2阻害薬は，SGLT2の働きを抑え，腎臓でブドウ糖の再吸収を抑制し，ブドウ糖を尿に排泄させる。

表6−3　糖尿病治療薬

分　類		一般名	商品名
インスリン製剤	超速効型インスリン	インスリンリスプロ インスリングルリジン インスリンアスパルト	ヒューマログ アピドラ ノボラピッド
	速効型インスリン	中性インスリン注射液 インスリン注射液	ノボリンR ヒューマリンR
	中間型インスリン	イソフェンインスリン水性懸濁注射液	ノボリンN，ヒューマリンN
	混合型インスリン	生合成ヒト二相性イソフェンインスリン水性懸濁注射液	ノボリン30R，40R，50R，ヒューマリン3/7
		二相性プロタミン結晶性インスリンアナログ水性懸濁注射液	ノボラピッド30，50，70ミックス
	持効型溶解インスリンアナログ製剤	インスリングラルギン インスリンデテミル インスリンデグレデク	ランタス レベミル トレシーバ
GLP-1 受容体作動薬		リラグルチド セマグルチド デュラグルチド	ビクトーザ リベルサス（経口） トルリシティ（注射）
経口血糖降下薬	スルホニル尿素系（SU剤）	グリベンクラミド グリクラジド グリメピリド	オイグルコン グリミクロン アマリール
	ビグアナイド系	メトホルミン塩酸塩	メトグルコ
	インスリン抵抗性改善薬	ピオグリタゾン塩酸塩	アクトス
	食後過血糖改善薬（α-グルコシダーゼ阻害薬）	アカルボース ボグリボース	グルコバイ ベイスン
	速効型食後血糖降下薬	ナテグリニド ミチグリニドカルシウム水和物	ファスティック グルファスト
	DPP-4 阻害薬	シタグリプチンリン酸塩水和物 ビルダグリプチン リナグリプチン アナグリプチン アログリプチン安息香酸塩	グラクティブ エクア トラゼンタ スイニー ネシーナ
	SGLT2 阻害薬	イプラグリフロジン L-プロリン ダパグリフロジンプロピレングリコール水和物 エンパグリフロジン	スーグラ フォシーガ ジャディアンス
	配合剤	ピオグリタゾン塩酸塩＋メトホルミン塩酸塩 ビルダグリプチン塩酸塩＋メトホルミン塩酸塩 テネリグリプチン臭化水素酸塩水和物＋カナグリフロジン水和物 ミチグリニドカルシウム水和物＋ボグリボース	メタクト エクメット カナリア グルベス
	糖尿病性末梢神経障害治療薬	エパルレスタット	キネダック

3 痛風・高尿酸血症治療薬 (表6-4)

　プリン体を代謝した際の最終産物である尿酸が血中に増加した状態を高尿酸血症といい，この状態が続き，関節に尿酸塩結晶が沈着して起きる炎症を痛風という。足趾を好発部位として，激痛を伴う急性関節炎発作を引き起こし，痛風結節，腎障害，尿路結石を引き起こすこともある。高尿酸血症は，プリン体を多く含む食事をとる者に多く，肉食嗜好で美食家に発症率が高い。痛風の治療では，食事療法が重要であり，プリン体の少ない食生活を心がける必要がある。

（1）コルヒチン

　急性痛風発作のみに対し選択的に抗炎症作用を示す。また，痛風予防薬に用いられる。

（2）非ステロイド性抗炎症薬（non-steroidal anti-inflammatory drugs：NSAIDs）

　炎症反応を抑えることで疼痛発作を治療する。また，一部の酸性非ステロイド性抗炎症薬には，尿酸排泄促進作用がある。

（3）尿酸排泄促進薬

　尿酸の腎排泄を促進することで血中尿酸を低下させる。腎障害を有する患者には適応されない。

（4）尿酸生成阻害薬

　尿酸の生成に関与する酵素であるキサンチンオキシダーゼを阻害することで，尿酸産生を抑制する。

表6-4　痛風・高尿酸血症治療薬

分　類		一般名	商品名
発作治療薬		コルヒチン 非ステロイド性抗炎症薬 副腎皮質ホルモン製剤	コルヒチン →非ステロイド性抗炎症薬* →ステロイド性抗炎症薬*
高尿酸血症治療薬	尿酸排泄促進薬	ベンズブロマロン プロベネシド	ユリノーム ベネシッド
	尿酸生成阻害薬	アロプリノール フェブキソスタット トピロキソスタット	ザイロリック フェブリク トピロリック
	尿アルカリ化薬	クエン酸カリウム・クエン酸ナトリウム水和物	ウラリット

*表9-2, 3 p.129参照

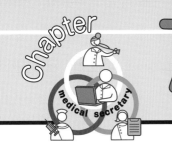
7 呼吸器系疾患作用薬（耳鼻科系疾患も含む）

呼吸器の生理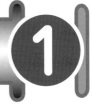

　大気中の酸素を取り込み二酸化炭素を排出することが，呼吸器の最大の働きである。呼吸器は，肺胞におけるガス交換をつかさどる部位と空気を肺胞にまで導く導管部より成り立っている（図7−1）。導管部は外鼻孔，口腔を含め細気管支までを，ガス交換部は簡略すれば細気管支から肺胞までをいう。

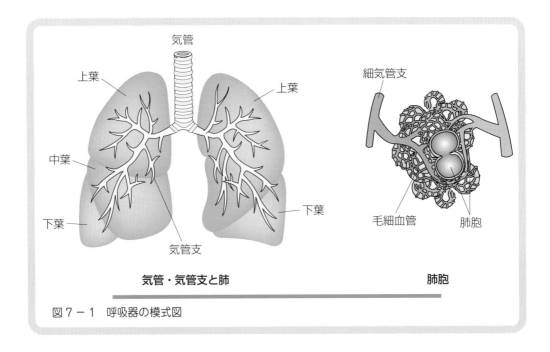

気管・気管支と肺　　　　　　　　　　　　　　　　肺胞

図7−1　呼吸器の模式図

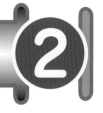

主な作用薬 ②

1 鎮 咳 薬 (表7-1)

各種の原因で，咳中枢が刺激され咳反射が起こる。咳は分泌物や異物を気道から除去するための防御反射であり，むやみに止めるべきではないが，睡眠障害など日常生活に支障が出るようなときに鎮咳薬を使用する。

（1）中枢性麻薬性鎮咳薬

咳中枢の感受性を低下させることで鎮咳作用を発現する。麻薬性鎮咳薬は，気道分泌も呼吸中枢も抑制することがあり注意が必要である。

（2）中枢性非麻薬性鎮咳薬

咳中枢を抑制し，鎮咳作用を発現する。麻薬のような依存性などの副作用はきわめて低い。

（3）末梢性鎮咳薬

気管の感覚受容体に作用して咳を抑える。

表7-1 鎮 咳 薬

分 類	一般名	商品名
中枢性麻薬性鎮咳薬	コデインリン酸塩水和物 ジヒドロコデインリン酸塩 合剤	コデインリン酸塩 ジヒドロコデインリン酸塩 フスコデ
中枢性非麻薬性鎮咳薬	チペピジンヒベンズ酸塩 デキストロメトルファン臭化水素酸塩水和物 クロペラスチン塩酸塩 ベンプロペリンリン酸塩	アスベリン メジコン フスタゾール フラベリック
生薬	桜皮エキス 漢方薬	サリパラ 麦門冬湯

2 去　痰　薬 (表7-2)

　気道では，粘液が分泌されており，気道粘膜の線毛の動きにより無意識のうちに排出されている。しかし，気道に炎症が生じるとその働きが弱くなったり，粘液の粘性が高まることで，痰の排出が正常に行われなくなる。このようなときに去痰薬を使用する。去痰薬は，気道分泌を亢進して痰の粘性を下げ，排出を容易にしたり，痰の構成成分を変えて正常化させる薬である。

表7-2　去　痰　薬

	一般名	商品名
粘液溶解薬	アセチルシステイン ブロムヘキシン塩酸塩	ムコフィリン ビソルボン
粘液修復薬	L-カルボシステイン	ムコダイン
粘膜潤滑薬（肺サーファクタント産生促進薬）	アンブロキソール塩酸塩	ムコソルバン
気道分泌細胞正常化薬	フドステイン	クリアナール

3 呼吸興奮薬 (表7-3)

　麻薬中毒時やその他の薬による呼吸抑制や，重症患者の呼吸促進薬として使用される。臨床で使用されている中枢興奮薬では，呼吸中枢を刺激し，呼吸促進作用を発現するとともに，血圧上昇作用も発現する。

表7-3　呼吸興奮薬

一般名	商品名
ジモルホラミン ドキサプラム塩酸塩水和物	テラプチク ドプラム

4 抗鼻閉薬 (表7-4)

鼻粘膜の充血は，感染，炎症，アレルギーなどによって起こり，鼻閉を誘発し鼻呼吸を抑制する。この粘膜充血を抑制することで鼻閉を治療する。

（1）交感神経刺激薬

原因のいかんにかかわらず交感神経 α 受容体を刺激することで，拡張した血管を収縮させ，充血を取り除き，鼻閉を改善させる。

（2）抗アレルギー薬

アレルギー性粘膜炎症による肥厚が原因の鼻閉塞には，本薬物が有効であるが，感染性の鼻閉には無効である。

表7-4 抗鼻閉薬

一般名	商品名
ナファゾリン硝酸塩	プリビナ
トラマゾリン塩酸塩	トラマゾリン
合剤	コールタイジン

5 気管支拡張薬 (気管支喘息治療薬 p.123 参照)

各要因により閉塞した気管を拡張し，気道を確保し，呼吸を容易にする薬のことをいう。一般的に慢性閉塞性肺疾患治療の第一選択薬として重用される。気管支喘息の発作時の呼吸困難に対する対症療法としても古くから用いられている。

（1）β_2 アドレナリン受容体刺激薬

気道平滑筋の β_2 受容体を刺激することで cAMP を増加させ気管支拡張作用を示す。β_2 アドレナリン受容体刺激薬は，収縮原因に無関係に気道を拡張する。

（2）キサンチン誘導体

作用機序は，完全には解明されていないが，cAMP を増加させることにより，気管支拡張作用を示すと考えられている。

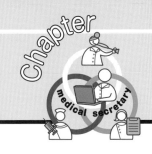

8 アレルギー性疾患治療薬

① アレルギーとは

　アレルギーとは，簡単にいえば免疫反応が過剰に起き，その結果，生体に異変をきたす疾病である。アレルギーはⅠ～Ⅴ型までに分類されるが，一般的に蕁麻疹や花粉症そして気管支喘息などはⅠ型，不適合輸血時の溶血などはⅡ型，糸球体腎炎などはⅢ型，ツベルクリン反応などの遅延型反応はⅣ型，甲状腺機能亢進症などはⅤ型に分類される。

　Ⅰ型アレルギーは，花粉やダニなどの異物（抗原）が体内に侵入し，IgE（抗体）と結合し肥満細胞や好塩基球に働き，化学伝達物質を放出させる（図8－1）。放出された伝達物質は周囲の組織に炎症反応を引き起こし，花粉症ならくしゃみ，鼻炎，鼻閉を，気管支喘息なら呼吸困難を，蕁麻疹なら発疹を誘発する。症状の強いものに，アナフィラキシーショックがあり，急激な転帰をとり咽喉頭浮腫による窒息死を引き起こすこともある。

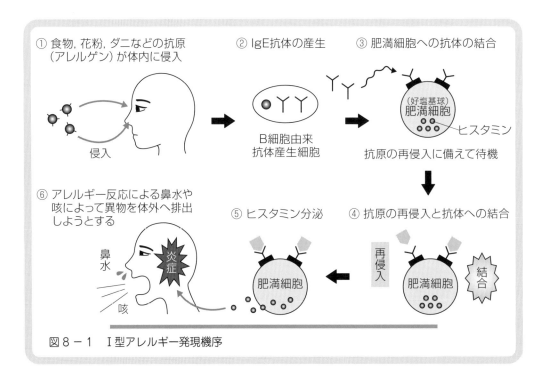

① 食物, 花粉, ダニなどの抗原（アレルゲン）が体内に侵入
② IgE抗体の産生
③ 肥満細胞への抗体の結合

侵入
B細胞由来抗体産生細胞
（好塩基球）肥満細胞
ヒスタミン
抗原の再侵入に備えて待機

⑥ アレルギー反応による鼻水や咳によって異物を体外へ排出しようとする
⑤ ヒスタミン分泌
④ 抗原の再侵入と抗体への結合

鼻水
咳
炎症
肥満細胞
再侵入
肥満細胞
結合

図8－1　Ⅰ型アレルギー発現機序

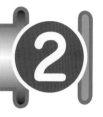

主な作用薬

1 気管支喘息治療薬 (表8-1)

気管支喘息は，抗原の侵入直後に発症し，気道の狭窄，気道の過敏性の亢進，気道の慢性炎症を引き起こす。気道閉塞を改善すれば，呼吸困難も取り除かれ症状はおさまるが，気道炎症は継続しているため，気道がつねに過敏な状態におかれる。そのため，慢性の炎症反応（気道過敏性亢進反応）を改善する治療も必要になる。

（1）気管支拡張薬

1）β_2 アドレナリン受容体刺激薬（交感神経 β 受容体刺激薬）

狭窄した気道を拡張すれば呼吸困難は改善できるので，本薬物は古くから喘息発作の第一選択薬とされている。抗炎症作用はないため，慢性炎症は改善できない。

2）キサンチン誘導体

β 受容体刺激薬と比べると作用が弱いが，気管支拡張作用がある。また，気道の抗炎症作用もあり，抗炎症薬としての使用も考慮されている。

（2）抗アレルギー薬

気管支喘息発作は，抗原が何であれ肥満細胞からの化学伝達物質が放出されることで誘発される。この肥満細胞からの化学伝達物質の放出を抑える，あるいは伝達物質に拮抗するような薬が抗アレルギー薬である。主に発作の予防として使用される。

（3）副腎皮質ステロイドホルモン薬

正確な作用機序は明らかにされていないが，副腎皮質ステロイドホルモンには強力な抗炎症作用があり，気道炎症を抑制することで作用を発現する。また，慢性炎症を抑制し，気道過敏症も改善する。吸入ステロイド薬は気道局所に働くため，副作用も少なく，ステロイド治療の第一選択薬とされている。吸入で十分コントロールできない場合には，経口ステロイド薬を用いることがある。

表8-1　気管支喘息治療薬

分　類		一般名	商品名
気管支拡張薬	β₂アドレナリン受容体刺激薬	アドレナリン	ボスミン
		dl-メチルエフェドリン塩酸塩	メチエフ
		dl-イソプレナリン塩酸塩	アスプール
		メトキシフェナミン塩酸塩	メトキシフェナミン塩酸塩
		トリメトキノール塩酸塩水和物	イノリン
		サルブタモール硫酸塩	サルタノールインヘラー, ベネトリン
		ツロブテロール塩酸塩	ホクナリン
		プロカテロール塩酸塩水和物	メプチン
		サルメテロールキシナホ酸塩	セレベント
	キサンチン誘導体	テオフィリン	テオドール
		アミノフィリン水和物	ネオフィリン
	吸入用抗コリン薬	イプラトロピウム臭化物水和物	アトロベント
		チオトロピウム臭化物水和物	スピリーバ
		グリコピロニウム臭化物	シーブリ
		ウメクリジニウム臭化物	エンクラッセ
		合剤	スピオルト, ウルティブロ
抗アレルギー薬		→表8-2 p.125参照	
吸入用ステロイド薬		フルチカゾンプロピオン酸エステル	フルタイド
		ブデソニド	パルミコート
		シクレソニド	オルベスコ
		合剤	アドエア, シムビコート, レルベア, フルティフォーム, アテキュラ

2 花粉症治療薬 (表8-2)

　　スギ花粉症などがこのカテゴリーに入る。スギなどの植物花粉によってアレルギー反応が鼻，咽・喉頭粘膜上で起きたときの鼻炎，咽・喉頭炎や，結膜上で生じたときの結膜炎を総称して花粉症と定義している。治療薬としては，抗ヒスタミン薬や抗アレルギー薬が用いられる。

表8-2　アレルギー治療薬

分　類		一般名	商品名
抗ヒスタミン薬 （第一世代ヒスタミンH₁受容体拮抗薬）		ジフェンヒドラミン塩酸塩	レスタミン
		クロルフェニラミンマレイン酸塩(dl体)	アレルギン
		クロルフェニラミンマレイン酸塩(d体)	ポララミン
		プロメタジン塩酸塩	ピレチア
		ヒドロキシジン塩酸塩	アタラックスP
		シプロヘプタジン塩酸塩水和物	ペリアクチン
抗アレルギー薬	メディエーター遊離抑制薬	クロモグリク酸ナトリウム	インタール
		トラニラスト	リザベン
		ペミロラストカリウム	アレギサール
		イブジラスト	ケタス
	抗ヒスタミン薬 （第二世代ヒスタミンH₁受容体拮抗薬）	ケトチフェンフマル酸塩	ザジテン
		メキタジン	ゼスラン
		フェキソフェナジン塩酸塩	アレグラ
		エピナスチン塩酸塩	アレジオン
		セチリジン塩酸塩	ジルテック
		レボセチリジン塩酸塩	ザイザル
		ベポタスチンベシル酸塩	タリオン
		オロパタジン塩酸塩	アレロック
		ロラタジン	クラリチン
	トロンボキサンA₂阻害薬	オザグレル塩酸塩水和物	ドメナン
		ラマトロバン	バイナス
	ロイコトリエン拮抗薬	プランルカスト水和物	オノン
		モンテルカストナトリウム	キプレス
	Th2サイトカイン阻害薬	スプラタストトシル酸塩	アイピーディ
非特異的刺激治療薬		合剤	ノイロトロピン
その他のアレルギー治療薬		合剤	強力ネオミノファーゲンシー
		グリチルリチン酸モノアンモニウム	グリチロン

3 アレルギー性皮膚炎治療薬 （表8-3）

　蕁麻疹やアトピー性皮膚炎などのことで，食物や空気中のダニ，ホコリなどが抗原となり，強い掻痒を特徴とする症状を呈する。抗ヒスタミン薬とともに副腎皮質ステロイドの軟膏，クリーム剤などが治療薬として用いられる。

表 8 - 3　皮膚用ステロイド薬

作用の強さ	一般名	商品名
ストロンゲスト （作用が最も強力）	クロベタゾールプロピオン酸エステル ジフロラゾン酢酸エステル	デルモベート ダイアコート
ベリーストロング （作用がかなり強力）	ベタメタゾン酪酸エステルプロピオン酸エステル ベタメタゾンジプロピオン酸エステル ジフルプレドナート	アンテベート リンデロン DP マイザー
ストロング（作用が強力）	デキサメタゾンプロピオン酸エステル ベタメタゾン吉草酸エステル フルオシノロンアセトニド	メサデルム リンデロン V フルコート
ミディアム（作用が中等度）	プレドニゾロン吉草酸エステル酢酸エステル アルクロメタゾンプロピオン酸エステル クロベタゾン酪酸エステル ヒドロコルチゾン酪酸エステル	リドメックス アルメタ キンダベート ロコイド
ウイーク（作用が弱い）	プレドニゾロン	プレドニゾロン，プレドニン

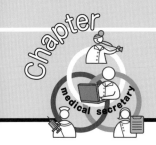

9 抗炎症薬

炎症とは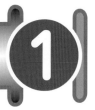

　生体が，侵害刺激に対してシグナルを送りつつその侵害に抵抗するための反応を炎症という。炎症は，発赤・熱感・腫脹・疼痛の4主徴，あるいはそれに機能障害を合わせた5主徴として定義される（表9－1）。反応が起こるまでのカスケードを図9－1に示す。

表9－1　炎症の分類，由来および発現

炎症			由　来	発　現
5主徴	4主徴	発　赤	細動脈の拡張	メディエーター（ヒスタミン，プロスタグランジンなど）を介する
		熱　感	毛細血管の血流増大	
		腫　脹	細静脈からの血管透過性亢進	
		疼　痛	発痛物質の発現	
	機能障害		4主徴の変化，肉芽形成など	

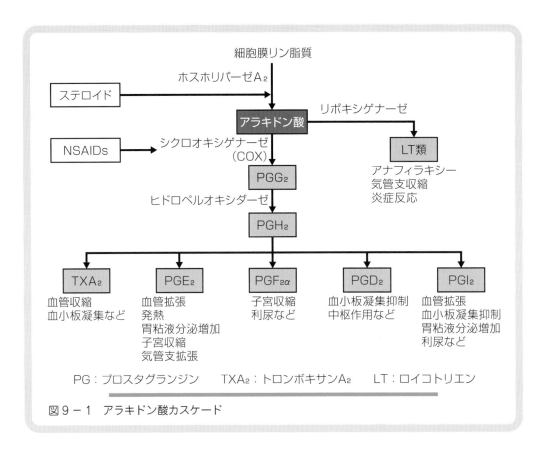

図9-1　アラキドン酸カスケード

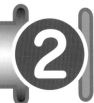

主な作用薬 ②

1 非ステロイド性抗炎症薬　NSAIDs

　副腎皮質糖質コルチコイドと同様な抗炎症作用を示すが，ホルモン様の作用がない薬物群を総称する（表9-2）。プロスタグランジン合成酵素を阻害することで炎症部位のプロスタグランジンの産生を抑制して，抗炎症作用を示す。炎症反応（たとえば感染）時に体温調節中枢ではプロスタグランジンが産生され発熱を誘導するが，この薬物群により産生を抑えることで解熱作用を示す。一方炎症反応時の疼痛にもプロスタグランジンが関与しているため，産生を抑制することで鎮痛作用が発現する。このように，炎症治療では，発熱や疼痛を別の事象として考えるのではなく，炎症反応の一つとして考える必要がある。

表9－2　非ステロイド性抗炎症薬（NSAIDs）

分　類		一般名	商品名
酸性抗炎症薬	サリチル酸系	アスピリン	アスピリン
	フェナム酸系	メフェナム酸	ポンタール
	アリール酢酸系	ジクロフェナクナトリウム インドメタシン エトドラク	ボルタレン インテバン ハイペン
	プロピオン酸系	イブプロフェン プラノプロフェン ロキソプロフェンナトリウム水和物	ブルフェン ニフラン ロキソニン
	オキシカム系	メロキシカム ロルノキシカム	モービック ロルカム
塩基性抗炎症薬		チアラミド塩酸塩	ソランタール
コキシブ系		セレコキシブ	セレコックス

2　ステロイド性抗炎症薬

　副腎皮質由来の糖質コルチコイドホルモン（俗に副腎皮質ホルモン）のことである（表9－3）。強力な抗炎症薬であるが，副作用も強く，免疫抑制による易感染性や感染の増悪，血糖上昇，消化性潰瘍などさまざまな症状が発現する。また，長期投与により副腎皮質の萎縮を引き起こし，糖質コルチコイド分泌が低下するため，急に投与を中止すると副腎機能不全のため死亡することもあるため，徐々に量を減らす必要がある。

表9－3　ステロイド性抗炎症薬

分　類	一般名	商品名
コルチゾン，ヒドロコルチゾン類	ヒドロコルチゾンリン酸エステルナトリウム	水溶性ハイドロコートン
	ヒドロコルチゾンコハク酸エステルナトリウム	サクシゾン，ソル・コーテフ
プレドニゾン，プレドニゾロン類	プレドニゾロン	プレドニゾロン，プレドニン
	プレドニゾロンコハク酸エステルナトリウム プレドニゾロンリン酸エステルナトリウム	水溶性プレドニン プレドネマ
メチルプレドニゾロン類	メチルプレドニゾロン メチルプレドニゾロンコハク酸エステルナトリウム	メドロール ソル・メドロール

分　類	一般名	商品名
トリアムシノロン類	トリアムシノロンアセトニド	レダコート ケナコルト-A
デキサメタゾン類	デキサメタゾン	デカドロン
ベタメタゾン類	ベタメタゾン吉草酸エステル ベタメタゾンリン酸エステルナトリウム	リンデロン ステロネマ

3 その他 (表9－4, 5)

　　関節リウマチでは，非ステロイド性抗炎症薬やステロイド薬のほかに抗リウマチ薬も用いられる。これらは，一般的な炎症反応に対しては無効である。

表9－4　抗リウマチ薬

分　類	一般名	商品名
免疫調整薬	D-ペニシラミン ブシラミン オーラノフィン アクタリット サラゾスルファピリジン イグラチモド 金チオリンゴ酸ナトリウム	メタルカプターゼ リマチル オーラノフィン オークル，モーバー アザルフィジン EN ケアラム，コルベット シオゾール
免疫抑制薬	ミゾリビン メトトレキサート レフルノミド タクロリムス	プレディニン リウマトレックス アラバ プログラフ
生物学的製剤	インフリキシマブ エタネルセプト ゴリムマブ トシリズマブ サリルマブ	レミケード エンブレル シンポニー アクテムラ ケブザラ

表9-5　その他の解熱鎮痛抗炎症薬

分　類	一般名	商品名
ピリン系解熱鎮痛薬	スルピリン水和物	スルピリン
非ピリン系解熱鎮痛薬	アセトアミノフェン ジメチアジンメシル酸塩	カロナール ミグリステン
合　剤	ピリン系 非ピリン系	SG 配合顆粒, ミグレニン キョーリン AP2 配合顆粒, PL 配合顆粒

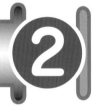

Chapter 10 ホルモン・ビタミン製剤

1 ホルモン，ビタミンとは

　ホルモンもビタミンも生体の正常な発達と恒常性の維持には不可欠な物質である。いずれも，微量で強い生理活性を有し欠損すると生命維持が困難になるおそれもある生体必須微量成分である。ホルモンは特定の身体の特定の諸器官で産生され，血液中に放出されて遠隔臓器に作用する。一方で，ビタミンは生体内で合成できないため，食物からつねに摂取を続け不足しないように補わなければならない点が両者の決定的な違いである。近年，特にビタミンはサプリメントで摂取する人が増えてきたが，薬理学の分野におけるホルモン，ビタミンは病的状態下における薬物としての使用が前提である。

2 ホルモン製剤

　特定のホルモン分泌産生器官の機能不全によりホルモンが欠損する疾患では，特定のホルモンを外部から投与することで治療を行う（表10－1）。1型糖尿病におけるインスリン療法もこれにあたる。また，バセドウ病のように，ある特定のホルモン（この場合は甲状腺ホルモン）が分泌過剰になった場合，ホルモンの血中濃度を正常に戻す薬物が用いられる。

表 10 － 1　ホルモン製剤

ホルモン名		一般名	商品名	適　応
下垂体ホルモン	成長ホルモン	ソマトロピン	ジェノトロピン，ヒューマトロープ	成長ホルモン分泌不全低身長症ほか
	副腎皮質刺激ホルモン	テトラコサクチド酢酸塩	コートロシンコートロシンZ	副腎皮質機能検査点頭てんかん　ほか
	ゴナドトロピン	ヒト絨毛性性腺刺激ホルモン	ゴナトロピン	無排卵症　ほか
	下垂体後葉ホルモン	合成バゾプレッシンデスモプレッシン酢酸塩水和物オキシトシン	ピトレシンデスモプレシンアトニン-O	下垂体性尿崩症　ほか中枢性尿崩症　ほか子宮収縮の誘発　ほか
	副腎皮質ホルモン		→ステロイド性抗炎症薬*	
性ホルモン	卵胞ホルモン	エストラジオールエストラジオール安息香酸エステルエストリオール結合型エストロゲン	ジュリナオバホルモンエストリールプレマリン	更年期障害　ほか無月経，更年期障害　ほか更年期障害，膣炎　ほか卵巣欠落症状，卵巣機能不全症ほか
	黄体ホルモン	プロゲステロンジドロゲステロンノルエチステロン	プロゲホルモンデュファストンノアルテン	無月経，月経困難症　ほか切迫早流産，無月経　ほか無月経，月経量異常　ほか
	男性ホルモン	メチルテストステロンテストステロンエナント酸エステル	エナルモンエナルモンデポー	男子性腺機能不全，男子不妊症ほか男子性腺機能不全，男子不妊症ほか
その他のホルモン	膵臓性循環系ホルモン	カリジノゲナーゼ	カリクレイン	高血圧症，メニエール症候群ほか
	プロスタグランジン製剤	アルプロスタジルベラプロストナトリウムジノプロスト	パルクスドルナープロスタルモン・F	慢性動脈閉塞症　ほか慢性動脈閉塞症　ほか陣痛誘発，促進　ほか
	排卵誘発薬	クロミフェンクエン酸塩	クロミッド	排卵誘発
	子宮内膜症治療薬	ダナゾール	ボンゾール	子宮内膜症，乳腺症
	性腺刺激ホルモン（GnRH）誘導体	ブセレリン酢酸塩リュープロレリン酢酸塩	スプレキュアリュープリン	子宮内膜症　ほか子宮内膜症　ほか
	甲状腺ホルモン製剤	レボチロキシンナトリウム水和物リオチロニンナトリウム	チラーヂンSチロナミン	甲状腺機能低下症　ほか甲状腺機能低下症　ほか
	抗甲状腺薬	チアマゾールプロピルチオウラシル	メルカゾールチウラジール	甲状腺機能亢進症甲状腺機能亢進症

	ホルモン名	一般名	商品名	適　応
その他のホルモン	成長ホルモン分泌抑制因子製剤	オクトレオチド酢酸塩	サンドスタチン	先端巨大症，下垂体性巨人症ほか
	成長ホルモン受容体拮抗薬	ペグビソマント	ソマバート	先端巨大症
	ゴナドトロピン分泌ホルモン製剤	ゴナドレリン酢酸塩	ヒポクライン	下垂体性小人症

*表 9 - 3 p.129 参照

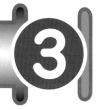

ビタミン製剤 ③

　何らかの理由により各種ビタミンの欠乏が生じたとき各種症状を示す（表 10 - 2）。その際は，欠乏したビタミンを補充する（表 10 - 3）。また，特に脂溶性ビタミンは排泄が遅いため過剰になることがあり，副作用が発現することがある。

表 10 - 2　ビタミンの必要量とその欠乏症，過剰症

	ビタミン名	摂取推奨量（成人1日）* 男性／女性	欠乏症	過剰症
脂溶性	ビタミン A（μgRAE）	850〜900/650〜700	夜盲症，角化性皮膚疾患	催奇形性，皮膚剥離
	ビタミン D（μg）	8.5/8.5	くる病，骨軟化症	腎機能障害，腎結石
	ビタミン E（mg）	6.0〜7.0/5.0〜6.0	溶血性貧血，末梢循環障害	骨粗鬆症
	ビタミン K（μg）	150/150	出血傾向，骨粗鬆症	新生児に高ビリルビン血症
水溶性	ビタミン B₁（mg）	1.3〜1.4/1.1	糖代謝異常，脚気	
	ビタミン B₂（mg）	1.5〜1.6/1.2	成長障害，結膜炎，口唇炎	
	ナイアシン（mgNE）	14〜15/11〜12	ペラグラ	まれに重篤な肝障害
	ビタミン B₆（mg）	1.4/1.1	貧血，痙攣，口内炎	知覚神経障害
	葉　酸（μg）	240/240	巨赤芽球性貧血	発熱，蕁麻疹，呼吸障害
	ビタミン B₁₂（μg）	2.4/2.4	悪性貧血，末梢神経障害	
	ビオチン（μg）	50/50	皮膚炎，湿疹，脱毛	
	パントテン酸（mg）	5〜6/5	皮膚炎，湿疹	
	ビタミンC（mg）	100/100	壊血病	

*厚生労働省：日本人の食事摂取基準（2020 年版）の 18 〜 64 歳の推奨量，または目安量。

表 10 - 3　ビタミン製剤

ビタミン名	一般名	商品名	適　用
ビタミン A	レチノールパルミチン酸エステル	チョコラ A	A 欠乏症（夜盲症など）　ほか
ビタミン D	アルファカルシドール マキサカルシトール	アルファロール オキサロール（軟膏）	慢性腎不全，骨粗鬆症　ほか 尋常性乾癬　ほか
ビタミン B₁	チアミン塩化物塩酸塩 フルスルチアミン	メタボリン アリナミン F	B₁ 欠乏症，脚気　ほか B₁ 欠乏症，脚気　ほか
ビタミン B₂	フラビンアデニンジヌクレオチド	フラビタン	B₂ 欠乏症
ビタミン B₂	リボフラビン酪酸エステル	ハイボン	高コレステロール血症，B₂ 欠乏症 ほか
ビタミン B₆	ピリドキサールリン酸エステル水和物	ピドキサール	B₆ 欠乏症　ほか
ナイアシン	ニコチン酸アミド	ニコチン酸アミド	ペラグラ　ほか
ビタミン B₁₂	シアノコバラミン メコバラミン	シアノコバラミン メチコバール	B₁₂ 欠乏症，巨赤芽球性貧血　ほか 末梢神経障害，巨赤芽球性貧血　ほか
葉　酸	葉酸	フォリアミン	葉酸欠乏症，悪性貧血　ほか
パントテン酸	パンテチン	パントシン	脂質異常症，弛緩性便秘　ほか
ビタミン C	アスコルビン酸	ハイシー ビタシミン	C 欠乏症，壊血症　ほか C 欠乏症，壊血症　ほか
ビタミン E	トコフェロール酢酸エステル	ユベラ	E 欠乏症，末梢循環障害　ほか
ビオチン	ビオチン	ビオチン	急・慢性湿疹，接触性皮膚炎　ほか
ビタミン K	フィトナジオン メナテトレノン	ケーワン グラケー	K 欠乏症，新生児出血の予防　ほか 骨粗鬆症
複合ビタミン	B₁・B₆・B₁₂ 配合剤 C・パントテン酸配合剤	ビタメジン シナール	消耗性疾患，妊産婦　ほか 消耗性疾患，妊産婦　ほか

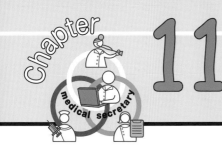

11 貧血および血液系疾患治療薬

① 造血器の生理

　血液中には，酸素運搬に関与する赤血球，感染防御や免疫系に関与する白血球，出血時の止血に関与する血小板などの血球が含まれ，生体維持に重要な役割を果たしている。これら血液中の血球は，骨髄にある造血幹細胞から分化し，産生される（図11 − 1）。血液が正常に分化し，正常に機能を保っているときは何ら障害が出ないが，何らかの理由で造血機能に障害が起こると重篤な血液疾患を引き起こす。

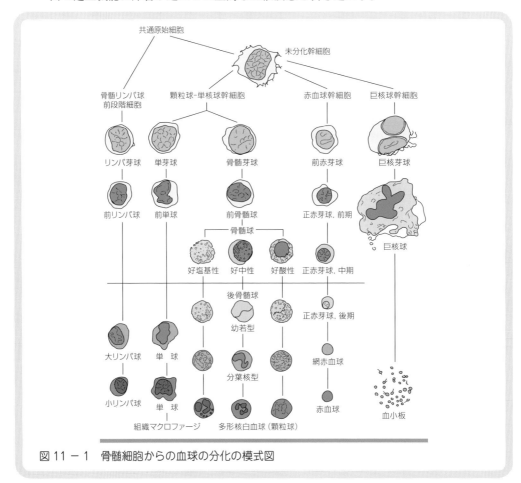

図 11 − 1　骨髄細胞からの血球の分化の模式図

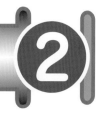

貧血の主な治療薬

1 鉄　剤

　赤血球には，ヘモグロビンが含まれており，酸素運搬において重要な役割を担っている。このヘモグロビンの構成成分に鉄があり，体内の鉄が不足するとヘモグロビンが合成できなくなり，低色素性の鉄欠乏性貧血を起こす。鉄欠乏の原因としては，出血，月経，妊娠などがある。治療薬としては，鉄剤が用いられる（表11－1）。経口投与が原則であるが，経口投与できない場合などは，筋肉内あるいは静脈内に投与される。

表11－1　鉄　剤

一般名	商品名
硫酸鉄	フェロ・グラデュメット
クエン酸第一鉄ナトリウム	フェロミア
含糖酸化鉄	フェジン

2 ビタミン製剤

　ビタミン B_{12} や葉酸が欠乏し，DNA 合成が障害された結果，正常な赤血球が産生されなくなり巨赤芽球性貧血が起こる。ビタミン B_{12} 欠乏は，胃切除患者や胃粘膜の萎縮した状態での吸収不全で起きやすい。葉酸欠乏は，食事からの摂取不足などが原因となる。したがって，これらの治療薬としては，ビタミン B_{12} 製剤や葉酸製剤（表10－3 p.135 参照）が用いられる。

3 免疫抑制薬，ステロイド性抗炎症薬

　赤血球の寿命が短縮した状態を溶血といい，溶血の異常による貧血を溶血性貧血という。先天性と後天性に分けられる。先天性では，遺伝性球状赤血球症が過半数を占めており，後天性では，自己免疫性疾患が大部分を占めている。遺伝性球状赤血球症では，脾臓の摘出で貧血が改善することがある。自己免疫疾患の場合，免疫抑制薬（表11－2）やステロイド性抗炎症薬（表9－3 p.129 参照）が用いられる。

　また，血液中の白血球，赤血球，血小板のすべての血球減少（汎血球減少）をきたす疾患が再生不良性貧血である。大半が原因不明であるが，治療薬としては，免疫抑制薬，

ステロイド性抗炎症薬（表9-3 p.129参照），蛋白質同化ステロイドなどが用いられる。本疾患の治療薬は毒性が高いので軽症例に対しては，経過観察が原則であり，中等症以上では輸血を必須とする。根本治療は骨髄移植である。

表11-2　免疫抑制薬

一般名	商品名
シクロスポリン	サンディミュン，ネオーラル
タクロリムス水和物	プログラフ

4 腎性貧血治療薬

慢性腎不全患者などでは，腎の造血因子（エリスロポエチン）産生が低下しているため，これら造血因子を補充する場合がある。近年，低酸素誘導因子プロリン水酸化酵素（HIF-PH）阻害薬が用いられている（表11-3）。HIF-PH阻害薬は，低酸素誘導因子（HIF）の調節酵素であるHIF-PHを阻害することでエリスロポエチンが増える。

表11-3　腎性貧血治療薬

分　類	一般名	商品名
エリスロポエチン	エポエチン　アルファ	エスポー
	エポエチン　ベータ	エポジン
HIF-PH阻害薬	ロキサデュスタット	エベレンゾ
	ダプロデュスタット	ダーブロック
	バダデュスタット	バフセオ

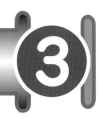

血液性疾患の主な治療薬 ③

1 抗血栓薬 (表11-4)

何らかの原因で，血管内で止血機構が活性化され血小板が凝集して血液凝固系が働くことで，血管内で凝集塊による血栓が形成される。その結果，血栓部位より末梢の組織への血液供給が途絶され，組織破壊が起こる。脳梗塞，虚血性心疾患は，上記機序で脳神経細胞および心筋細胞の壊死が起こり致命的となる。血栓溶解薬は，この血栓の形成を予防する薬物，またはできた血栓を溶解する薬物の総称である。

（1）血栓溶解薬

　　血栓の主要構成成分は，フィブリンである。生体には，このフィブリン塊を分解する機構である線溶系が備わっている。この線溶系を活性化するのが，血栓溶解薬である。抗凝血薬は，フィブリン形成を阻止するが，できてしまった血栓には効果がなく，血栓溶解薬が必要となる。

（2）血小板凝集抑制薬

　　血小板の血管内凝集は，血栓形成の第一段階であり，この過程を抑制できれば，血栓を予防できる。血小板凝集には，トロンボキサン A_2 の産生が関与しており，この合成を阻害する少量の非ステロイド性抗炎症薬やトロンボキサン合成酵素阻害薬が血小板凝集阻害薬として用いられる。その他，プロスタグランジン I_2 誘導体や ADP（アデノシン二リン酸）受容体阻害薬などが用いられる。

（3）抗 凝 固 薬

　　血液凝固は，フィブリン線維が産生されることで完了する。この過程において各種の酵素系が働くが，抗凝固薬はこの過程の一つを阻害して，結果的に血栓生成を予防する。

表 11 - 4　抗 血 栓 薬

分　類	一般名	商品名
血栓溶解薬	アルテプラーゼ モンテプラーゼ ウロキナーゼ バトロキソビン	アクチバシン クリアクター ウロナーゼ デフィブラーゼ
血小板凝集抑制薬	アスピリン チクロピジン塩酸塩 クロピドグレル硫酸塩 リマプロスト　アルファデクス オザグレルナトリウム サルポグレラート塩酸塩	バイアスピリン パナルジン プラビックス オパルモン カタクロット アンプラーグ
ヘパリン製剤と抗ヘパリン製剤	ヘパリンカルシウム ヘパリンナトリウム プロタミン硫酸塩 ダルテパリンナトリウム	カプロシン ノボ・ヘパリン プロタミン硫酸塩 フラグミン
抗トロンビン薬	アルガトロバン水和物	ノバスタン
経口抗凝固薬（クマリン系抗凝固薬）	ワルファリンカリウム	ワーファリン
血液凝固阻止薬（抗凝固薬）	クエン酸ナトリウム水和物 乾燥濃縮ヒトアンチトロンビンⅢ	チトラミン 献血ノンスロン

2 止 血 薬 (図11 - 2, 表11 - 5)

外傷性の出血に対し血液凝固系を促進したり，血栓溶解療法や抗凝固療法を行っている患者の出血傾向亢進時などに利用される。

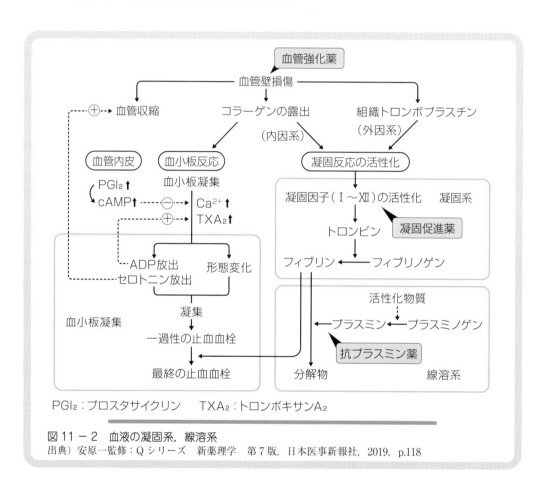

図11 - 2　血液の凝固系，線溶系
出典）安原一監修：Qシリーズ　新薬理学　第7版，日本医事新報社，2019, p.118

（1）ビタミンＫ誘導体

血液凝固系の凝固因子の産生を亢進することで，凝固系を亢進させて出血傾向を抑制する。また，ビタミンＫはワルファリンカリウムなどクマリン系抗凝固薬と拮抗する。

（2）抗プラスミン薬

フィブリンの溶解に関係する線溶系のプラスミンの酵素機能を阻害することで，出血傾向を抑制する。

表11−5　止　血　薬

分　類	一般名	商品名
対血管性止血薬	カルバゾクロムスルホン酸ナトリウム水和物	アドナ
抗プラスミン薬	トラネキサム酸	トランサミン
酵素止血薬	ヘモコアグラーゼ	レプチラーゼ
外用止血薬	アルギン酸ナトリウム ゼラチン	アルト ゼルフィルム
凝固因子製剤	トロンビン 乾燥ヒトフィブリノゲン 乾燥濃縮ヒト血液凝固第VIII因子 血液凝固第VIII因子 乾燥濃縮ヒト血液凝固第IX因子 ヒト血漿由来乾燥血液凝固第XIII因子 デスモプレシン酢酸塩水和物	献血トロンビン フィブリノゲンHT コンファクトF コージネイト ノバクトM フィブロガミンP デスモプレシン注

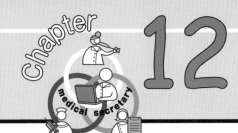

Chapter 12　感染症治療薬および抗悪性腫瘍薬

1　感染とは

　病原となる生物（ウイルス，細菌，虫体など）が，何らかの理由で生体内に取り込まれ，これらの生物が体内で増殖した状態を感染とよぶ。また，この感染を原因として臨床症状が発現したときを発病とよぶ。一般的に，このように感染から発病に至ったときに治療目的に用いる薬物を感染症治療薬と称するが，抗生物質（表12－1），抗菌薬とよばれるもののカテゴリーは，細菌感染に対応するものがほとんどで，ウイルス感染に対し有効性を示すものは，抗ウイルス薬と称す。また，寄生虫感染に対して用いられる薬物は，駆虫薬として分類される。一般の感染症治療薬と抗悪性腫瘍薬（抗癌剤）をまとめて化学療法薬などとよぶこともある（表12－2）。

表 12 － 1　抗 生 物 質

分　類		一般名	商品名
βラクタム系	ペニシリン系	ベンジルペニシリンカリウム	ペニシリン G カリウム
		アンピシリン水和物	ビクシリン
		アモキシシリン水和物	サワシリン
		ピペラシリンナトリウム	ペントシリン
		スルタミシリントシル酸塩水和物	ユナシン
		アンピシリン・クロキサシリンナトリウム水和物	ビクシリン S
		アンピシリンナトリウム・スルバクタムナトリウム	ユナシン-S
		タゾバクタム・ピペラシリン水和物	ゾシン
	セフェム系	セファゾリンナトリウム	セファメジンα
		セファクロル	ケフラール
		セフメタゾールナトリウム	セフメタゾン
		セフォチアムヘキセチル塩酸塩	パンスポリン
		セフォタキシムナトリウム	セフォタックス
		スルバクタムナトリウム・セフォペラゾンナトリウム	スルペラゾン
		セフトリアキソンナトリウム水和物	ロセフィン
		セフタジジム水和物	モダシン
		セフォゾプラン塩酸塩	ファーストシン

分　類		一般名	商品名
βラクタム系	セフェム系	セフェピム塩酸塩水和物 セフテラムピボキシル セフジニル セフポドキシムプロキセチル セフジトレンピボキシル セフカペンピボキシル塩酸塩水和物 フロモキセフナトリウム	マキシピーム トミロン セフゾン バナン メイアクト フロモックス フルマリン
	モノバクタム系	アズトレオナム	アザクタム
	カルバペネム系	メロペネム水和物 イミペネム・シラスタチンナトリウム パニペネム・ベタミプロン ビアペネム	メロペン チエナム カルベニン オメガシン
	ペネム系	ファロペネムナトリウム水和物	ファロム
アミノグリコシド系		ゲンタマイシン硫酸塩 アミカシン硫酸塩	ゲンタシン アミカシン硫酸塩
		ストレプトマイシン硫酸塩 カナマイシン一硫酸塩 アルベカシン硫酸塩	硫酸ストレプトマイシン 硫酸カナマイシン ハベカシン
ホスホマイシン系		ホスホマイシンナトリウム ホスホマイシンカルシウム水和物	ホスミシン S ホスミシン
その他の殺菌性抗生物質		バンコマイシン塩酸塩 テイコプラニン ポリミキシン B 硫酸塩	塩酸バンコマイシン タゴシッド 硫酸ポリミキシンB
テトラサイクリン系		テトラサイクリン塩酸塩 ミノサイクリン塩酸塩	アクロマイシン ミノマイシン
クロラムフェニコール系		クロラムフェニコール クロラムフェニコールコハク酸エステルナトリウム	クロロマイセチン クロロマイセチンサクシネート
マクロライド系		エリスロマイシン ロキシスロマイシン クラリスロマイシン アジスロマイシン水和物 ジョサマイシン	エリスロマイシン ルリッド クラリス ジスロマック ジョサマイシン
リンコマイシン系		クリンダマイシン塩酸塩 クリンダマイシンリン酸エステル	ダラシン ダラシン S

表12－2　化学療法薬

分　類		一般名	商品名
サルファ剤		スルファジメトキシン	アプシード
キノロン系	キノロン薬	ナリジクス酸 ピペミド酸水和物	ウイントマイロン ドルコール
	ニューキノロン薬	オフロキサシン レボフロキサシン水和物 シプロフロキサシン塩酸塩 メシル酸ガレノキサシン水和物 モキシフロキサシン塩酸塩 シタフロキサシン水和物	タリビッド クラビット シプロキサン ジェニナック アベロックス グレースビット
オキサゾリジノン系		リネゾリド	ザイボックス
抗結核薬		イソニアジド リファンピシン サイクロセリン	イスコチン リファジン サイクロセリン
その他の化学療法薬		スルファメトキサゾール・トリメトプリム ヘキサミン	バクタ ヘキサミン

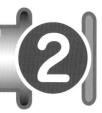

主な感染症治療薬 ②

1　抗生物質

　病原微生物には，いろいろなタイプがあり，一種類の感染症治療薬ではすべてに対処できない。そのため，作用機序の異なる各種の抗生物質が開発されてきた（図12－1）。すなわち，それぞれの抗生物質がカバーできる病原微生物の範囲は限られる。これを抗菌スペクトルとよぶ。

（1）細胞壁合成阻害薬
　細菌には動物細胞と異なり，細胞壁が存在する。この細胞壁の生合成を阻害することで抗菌作用が発現する。ペニシリン系やセフェム系などのβラクタム系抗生物質がこれに属する。

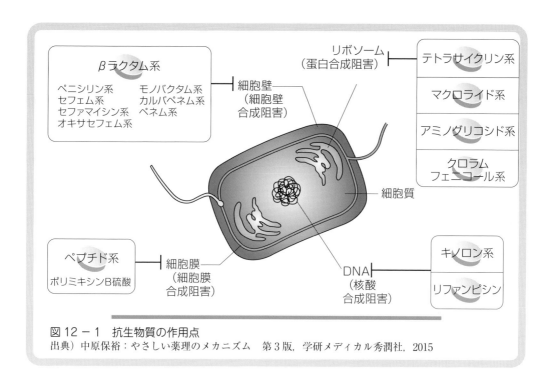

図 12 － 1　抗生物質の作用点
出典）中原保裕：やさしい薬理のメカニズム　第 3 版，学研メディカル秀潤社，2015

（2）蛋白合成阻害薬

　　細菌の蛋白合成を阻害することで殺菌作用を発現する。アミノグリコシド系，テトラサイクリン系，クロラムフェニコール系，マクロライド系がこれに属する。

（3）核酸合成阻害薬

　　細菌の DNA（デオキシリボ核酸）や RNA（リボ核酸）の合成を阻害することで殺菌作用を示す。サルファ剤，キノロン系，さらに結核薬として知られるリファンピシンなどがこれに属する。

2　抗 真 菌 薬

　　皮膚感染などの表在性の真菌症と深在性の真菌症があり，それぞれに有効な真菌薬が使用される（表 12 － 3）。

表 12 - 3　抗 真 菌 薬

分　類	一般名	商品名
ポリエン系抗生物質	アムホテリシン B ナイスタチン	ファンギゾン ナイスタチン
フルシトシン（5-FC）	フルシトシン	アンコチル
イミダゾール系	ミコナゾール	フロリード F
トリアゾール系	フルコナゾール ホスフルコナゾール ボリコナゾール	ジフルカン プロジフ ブイフェンド
アリルアミン系	テルビナフィン塩酸塩	ラミシール
キャンディン系	ミカファンギンナトリウム	ファンガード
ニューモシスチス肺炎治療薬	スルファメトキサゾール・トリメトプリム ペンタミジンイセチオン酸塩	バクトラミン，バクタ ベナンバックス

3 抗ウイルス薬 （表12 - 4）

　　現在最も有名な抗ウイルス薬の一つにインフルエンザに対する抗ウイルス薬がある。現在は，A 型，B 型インフルエンザウイルスの両方に対して有効性を示す抗ウイルス薬が臨床で使用されているが，発病後48時間以内に投与する必要がある。その他，ヘルペスや HIV などウイルスの構造の違いからさまざまな抗ウイルス薬が存在する。多くのウイルス感染症に対して，ワクチンによる予防接種が行われ，効果が示されている。

表 12 - 4　抗ウイルス薬

分　類	一般名	商品名
ヘルペスウイルス感染症治療薬	アシクロビル バラシクロビル塩酸塩 ビダラビン	ゾビラックス バルトレックス アラセナ-A
サイトメガロウイルス感染症治療薬	ガンシクロビル ホスカルネットナトリウム水和物	デノシン ホスカビル
抗 RS ウイルスヒト化モノクローナル抗体	パリビズマブ	シナジス
HIV 感染症治療薬	ジドブジン ラミブジン テノホビル　ジソプロキシルフマル酸塩 エファビレンツ デラビルジンメシル酸塩	レトロビル エピビル ビリアード ストックリン レスクリプター

分　類	一般名	商品名
HIV 感染症治療薬	リトナビル ラルテグラビルカリウム マラビロク	ノービア アイセントレス シーエルセントリ
インフルエンザ治療薬	アマンタジン塩酸塩 ザナミビル水和物 オセルタミビルリン酸塩 ラニナミビルオクタン酸エステル水和物 ペラミビル水和物 バロキサビル　マルボキシル ファビピラビル	シンメトレル リレンザ タミフル イナビル ラピアクタ ゾフルーザ アビガン
B 型肝炎治療薬	ラミブジン アデホビル　ピボキシル エンテカビル テノホビル	ゼフィックス ヘプセラ バラクルード テノゼット
C 型肝炎治療薬	リバビリン ソホスブビル＋レジパスビルアセトン付加物 ソホスブビル＋ベルパタスビル グレカプレビル＋ピブレンタスビル	レベトール ハーボニー エプクルーサ マヴィレット

4 駆虫薬，抗原虫薬

　　駆虫薬，抗原虫薬なども知られているが，近年衛生状態が改善されるにつれて，その使用頻度は減りつつある（表 12 － 5）。

表 12 － 5　駆虫薬・抗原虫薬

分　類	一般名	商品名
マラリア治療薬	メフロキン塩酸塩 キニーネ塩酸塩	メファキン 塩酸キニーネ
トリコモナス治療薬	メトロニダゾール	フラジール
広域駆虫薬	ピランテルパモ酸塩	コンバントリン
回虫駆除薬	サントニン	サントニン原末
鞭虫駆除薬	メベンダゾール	メベンダゾール
糞線虫駆除薬	イベルメクチン	ストロメクトール
フィラリア（糸状虫）駆除薬	ジエチルカルバマジンクエン酸塩	スパトニン
吸虫駆除薬	プラジカンテル	ビルトリシド
包虫駆除薬	アルベンダゾール	エスカゾール

5 消 毒 薬

　　局所投与して，微生物を死滅させるか増殖ができない状態にすることで，感染を防ぐ薬物のことをいう（表12－6）。したがって，選択毒性はないため正常な宿主細胞（人体）にも毒性を発現するため，全身投与することはできない。

表12－6　消　毒　薬

消毒薬成分	細菌						真菌		ウイルス			
	栄養型細菌	MRSA	緑膿菌	梅毒トレポネーマ	結核菌	芽胞菌	糸状菌	酵母	中間型	小型	HBV・HCV	HIV
グルタラール	●	●	●	●	●	●	●	●	●	●	●	●
フタラール	●	●	●	●	●	●	●	●	●	●	●	●
過酢酸	●	●	●	●	●	●	●	●	●	●	●	●
次亜塩素酸ナトリウム	●	●	●	▲	△	●	●	●	●	●	●	●
ポビドンヨード	●	●	●	●	●	×	●	●	●	●	▲	●
ヨードチンキ・希ヨードチンキ	●	●	●	●	●	×	●	●	●	△	▲	●
消毒用エタノール	●	●	●	●	●	×	●	●	●	△	▲	●
イソプロパノール	●	●	●	●	●	×	●	●	●	△		
ポビドンヨード＋エタノール	●	●	●	●	●	×	●	●	●	●	▲	●
グルコン酸クロルヘキシジン＋エタノール	●	●	●	●	●	×	●	●	●	△	▲	●
塩化ベンザルコニウム＋エタノール	●	●	●	●	●	×	●	●	●	△	▲	●
オキシドール	△	△	△	△	△	△	△	△	△	△	△	△
グルコン酸クロルヘキシジン	●	※	※	●	×	×	×	●	×	×	×	×
塩化ベンザルコニウム	●	※	※	●	×	×	×	●	×	×	×	×
塩酸アルキルジアミノエチルグリシン	●	※	※	●	●	×	×	●	×	×	×	×
アクリノール	●	●	●	×	×	×	×	×	×	×	×	×

●：有効，※：一部抵抗性を示す菌株ありの報告，▲：有効／効果不十分の両論あり，△：十分な効果が得られない場合あり，×：ほとんど無効

抗悪性腫瘍薬 ③

　いわゆる抗癌剤のことである（表12－7）。癌細胞の DNA 合成や複製の阻害，RNA の合成の阻害などにより，増殖や生存を阻止して癌細胞を死滅させることを目的としている。また，異物に反応して細胞から分泌されるインターフェロンや，白血球から分泌されるインターロイキンには癌細胞の増殖を抑える働きがあることから，おのおのの製剤も抗悪性腫瘍薬として用いられている（表12－8）。しかし，これらの作用は，正常細胞，特に骨髄細胞など増殖の盛んな細胞にも影響するため，強い副作用が発現する。固形癌では，外科的切除が最も効果があると考えられるが，血液系腫瘍では，抗悪性腫瘍薬による化学療法と放射線療法が治療の主体となる。

表 12－7　抗悪性腫瘍薬

分　類	一般名	商品名
アルキル化薬	シクロホスファミド イホスファミド	エンドキサン イホマイド
代謝拮抗薬	メトトレキサート フルオロウラシル テガフール・ウラシル ドキシフルリジン ゲムシタビン塩酸塩	メソトレキセート 5-FU ユーエフティ フルツロン ジェムザール
アルカロイド系	ビンクリスチン硫酸塩 ドセタキセル水和物 パクリタキセル	オンコビン タキソテール タキソール
抗癌性抗生物質	ドキソルビシン塩酸塩 マイトマイシン C ペプロマイシン硫酸塩	アドリアシン マイトマイシン ペプレオ
トポイソメラーゼ阻害薬	エトポシド イリノテカン塩酸塩水和物	ラステット カンプト
ホルモン製剤	エストラムスチンリン酸エステルナトリウム水和物 ビカルタミド ゴセレリン酢酸塩 アナストロゾール エキセメスタン	エストラサイト カソデックス ゾラデックス アリミデックス アロマシン
白金製剤	シスプラチン オキサリプラチン	ランダ エルプラット

分　類	一般名	商品名
分子標的治療薬	トラスツズマブ リツキシマブ イマチニブメシル酸塩 ゲフィチニブ	ハーセプチン リツキサン グリベック イレッサ
その他の抗癌薬	クラドリビン アセグラトン ボルテゾミブ	ロイスタチン グルカロン ベルケイド
非特異的抗悪性腫瘍薬	ウベニメクス	ベスタチン
外用抗癌薬	フルオロウラシル ブレオマイシン硫酸塩	5-FU 軟膏 ブレオ S

表 12 － 8　インターフェロン・インターロイキン製剤

分　類	一般名	商品名
インターフェロン製剤	インターフェロンアルファ ペグインターフェロンアルファ-2a インターフェロンアルファ-2b ペグインターフェロンアルファ-2b インターフェロンベータ-1b	スミフェロン ペガシス イントロン A ペグイントロン ベタフェロン
インターロイキン製剤	テセロイキン	イムネース

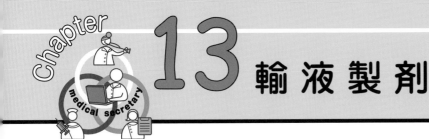

Chapter 13 輸液製剤

① 輸液とは

　ヒトのからだの約60%は水分（体液）で構成されている（図13-1）。体液を構成する主成分は水と電解質であり，生体を構成する細胞が正常に機能するためには，体液の量と質が一定に保たれる必要がある。体液は機能的に，カリウムイオン（K^+）などを含む細胞内液とナトリウムイオン（Na^+）などを含む細胞外液に分けられる。種々の原因により，体液の水と電解質のバランスに異常が起こると，正常に生体を維持できなくなるため，輸液による補正が必要となる。

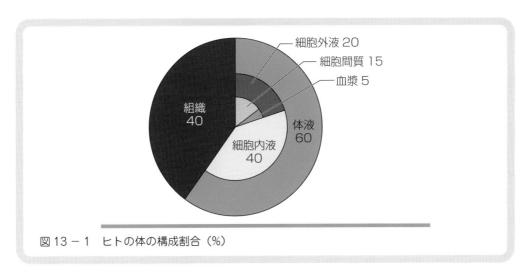

図13-1　ヒトの体の構成割合（%）

② 輸液製剤

1 基本輸液製剤

　輸液製剤には，①水分，電解質，pH異常の是正と維持に用いられる電解質輸液製剤，

②糖質，脂肪，アミノ酸の補給に用いられる栄養輸液製剤，③循環血漿量，膠質浸透圧の維持のために用いられる血漿増量剤などが存在する（表13-1）。これらを治療の目的に応じて使い分ける。

2 高カロリー輸液製剤

経口からの栄養摂取が長期間不可能な場合，体液バランスの維持とともに，栄養の補給が必要となる。高濃度のブドウ糖を含む高カロリー輸液製剤（表13-1）が用いられるが，これは高張液なので通常の静脈内点滴ではなく，中心静脈にカテーテルを留置して投与される。

表13-1 輸液製剤

分類	一般名	商品名
電解質輸液製剤	生理食塩液	生理食塩液
	乳酸リンゲル液	ラクテック
	ブドウ糖加乳酸リンゲル液	ラクテックD
	ソルビトール加乳酸リンゲル液	ラクテックG
	マルトース加乳酸リンゲル液	ポタコールR
	酢酸リンゲル液	ヴィーンF注
	ブドウ糖加酢酸リンゲル液	ヴィーンD注
	重炭酸リンゲル液	ビカーボン
	開始液	ソリタ-T1号
	脱水補給液	ソリタ-T2号
	維持液	ソリタ-T3号
	複合糖加電解質維持液	トリフリード
	ブドウ糖加アセテート維持液	ヴィーン3G
	マルトース加アセテート維持液	アクチット注
	キシリトール加電解質補液	クリニザルツ
糖質輸液製剤	グルコース（ブドウ糖）	ブドウ糖
	キシリトール	キシリトール
	フルクトース（果糖）	果糖
	マルトース	マルトス10
脂肪乳剤	合剤	イントラリポス
高カロリー輸液製剤	糖・電解質液合剤	ハイカリック液-1号, -2号, -3号
	糖・アミノ酸・電解質液合剤	ピーエヌツイン-1号, -2号, -3号
	糖・脂肪・アミノ酸・電解質液合剤	ミキシッド-L, -H
	糖・アミノ酸・電解質・ビタミン製剤合剤	フルカリック1号, 2号, 3号
	糖・アミノ酸・電解質・ビタミン・微量元素製剤合剤	エルネオパ1号, 2号
	高カロリー輸液用微量元素製剤合剤	エレメンミック

参 考 図 書

●検 査 編

- 金井正光監修：臨床検査法提要　改訂第 35 版，金原出版，2020
- 櫻林郁之介監修：今日の臨床検査 2021・2022，南江堂，2021
- 高久史麿監修：臨床検査データブック 2021-2022，医学書院，2021
- 村上純子・西崎　統編：看護に活かす　検査値の読み方・考え方　第 3 版，総合医学社，2021
- 奈良信雄・和田隆志編：系統看護学講座別巻　臨床検査　第 8 版，医学書院，2019
- 高木　康・山田俊幸編：標準臨床検査医学　第 4 版，医学書院，2020
- 北村　聖ほか編：フォローアップ検査ガイド，医学書院，2003
- 谷口信行編：標準臨床検査学　生理検査学・画像検査学，医学書院，2012
- 松原　修ほか：最新臨床検査学講座　病理学／病理検査学，医歯薬出版，2016
- 日本臨床検査学教育協議会監修：臨床検査学実習書シリーズ　遺伝子検査学実習書，医歯薬出版，2010
- 日本検査血液学会編：スタンダード検査血液学　第 4 版，医歯薬出版，2021
- 病理技術研究会編：病理標本の作り方，文光堂，1992
- 坂崎利一編：図解臨床細菌検査，文光堂，1996
- 日本臨床検査医学会編著：最新　検査・画像診断事典 2021-2022 年版，医学通信社，2021
- MSD マニュアル家庭版：https://www.msdmanuals.com/ja-jp/
- 下　正宗：検査データ活用マニュアル　改訂第 3 版，学研，2020
- 日本臨床検査医学会ガイドライン作成委員会：臨床検査のガイドライン JSLM2021，日本臨床検査医学会，2021
- 日本臨床衛生検査技師会：遺伝子・染色体検査技術教本，丸善出版，2019
- 日本糖尿病学会：糖尿病治療ガイド 2022-2023，文光堂，2022
- 磯辺智範：若葉マーク臨床検査学エッセンス・ノート臨床生理機能検査，メジカルビュー社，2019
- e-ヘルスネット（厚生労働省）：https://www.e-healthnet.mhlw.go.jp

●薬 理 編

- 鹿取信監修：標準薬理学　第 6 版，医学書院，2009
- 安原一監修：Q シリーズ　新薬理学，日本医事新報社，2010
- 中原保裕：やさしい薬理のメカニズム　改訂版，学研メディカル秀潤社，2011
- 今井昭一編集：よくわかる専門基礎講座　薬理学　第 1 版，金原出版，2006
- 柴垣有吾：より理解を深める！体液電解質異常と輸液　改訂 3 版，中外医学社，2007
- 北岡建樹：チャートで学ぶ輸液療法の知識，南山堂，2002
- 高久史麿・矢崎義雄監修：治療薬マニュアル　2021，医学書院，2021
- 薬業研究会編：保険薬事典 Plus ＋　令和 4 年 4 月版，じほう，2022
- 島田和幸・川合眞一・伊豆津宏二・今井　靖編：今日の治療薬 2022，南江堂，2022
- 久保鈴子監修：カラー図解　薬理学の基本がわかる事典，西東社，2011

和 文 索 引

欧 文 索 引

〔責任編集〕

井 上　　肇　　聖マリアンナ医科大学　形成外科

〔執筆者および分担〕（執筆順）

瀧 本 美 也　　早稲田速記医療福祉専門学校（検査編）

河 野 浩 行　　介護老人保健施設グリーンビレッジ安行（薬理編）

新 医療秘書医学シリーズ　5
改訂 検査・薬理学

2012 年（平成 24 年）10 月 10 日　初版発行～第 11 刷
2022 年（令和 4 年）10 月 1 日　改訂版発行

編　　者　医療秘書教育全国協議会
責任編集　井　上　　　肇
発 行 者　筑　紫　和　男
発 行 所　株式会社 建 帛 社
　　　　　KENPAKUSHA

〒 112-0011　東京都文京区千石 4 丁目 2 番 15 号
TEL　（03）3944-2611
FAX　（03）3946-4377
https://www.kenpakusha.co.jp/

ISBN 978-4-7679-3747-2　C3047　　　　壮光舎印刷 / 愛千製本所
©井上ほか・医療秘書教育全国協議会, 2012, 2022.　　Printed in Japan
（定価はカバーに表示してあります。）

疾患別検査一覧表②

系統	臓器	主な疾患	検体検査		
			一般検査	血液一般検査	生化学的検査
消化器系	膵臓	膵炎		RBC, Hb, Ht, WBC, PLT, PT	AST, ALT, ALP, AMY, リパーゼ, LDH, 電解質, BUN, Cr, BS, TP, CRP, セクレチン試験
		膵臓癌			AMY, リパーゼ, OGTT, BS, Bil, AST, ALT
泌尿器系	腎臓	腎炎（急性・慢性）	尿蛋白, 尿比重, 尿潜血, 尿沈渣	RBC, Hb, Ht, WBC, PLT, ESR	BUN, Cr, UA, CRP, TP, Alb, 電解質, BS, AST, ALT, TC, GFR
		腎不全（急性・慢性）	尿蛋白, 尿比重, 尿潜血, 尿沈渣, 尿pH, 尿量	RBC, Hb, Ht, WBC, PLT, ESR, FDP	TP, Alb, BS, UA, BUN, Cr, クレアチニン・クリアランス, 電解質, TC, TG, ALP, Fe, 総鉄結合能（TIBC）, フェリチン
		尿路結石	尿蛋白, 尿沈渣, 尿沈渣, 尿pH	WBC, ESR	BUN, Cr, CRP, UA, 血清カルシウム
		ネフローゼ症候群	尿量, 尿蛋白, 尿潜血, 尿沈渣, 尿糖		TP, Alb, BUN, Cr, TC, TG, BS, GFR
	膀胱	膀胱癌	尿潜血, 尿沈渣		
		膀胱炎	尿一般性状, 尿蛋白, 尿潜血, 尿沈渣	WBC, ESR	CRP
	前立腺	前立腺肥大 前立腺癌	尿蛋白, 尿潜血, 尿沈渣	WBC	CRP, PSA
神経系	中枢神経	脳梗塞		RBC, Hb, Ht, WBC, PLT, PT, APTT, フィブリノーゲン	BS, HbA1c, TC, HDL-C, LDL-C, 電解質, BUN, Cr
		クモ膜下出血	髄液検査	RBC, Hb, Ht, WBC, PLT	電解質
		脳内出血		RBC, Hb, Ht, WBC, PLT, PT, APTT, フィブリノーゲン	AST, ALT, BUN, Cr, Bil, 電解質, BS
血液系	赤血球	貧血（全般）		RBC, Hb, Ht, 赤血球恒数	
		鉄欠乏性貧血		貧血全般の検査, WBC, 血液像, ESR, 網赤血球数	Fe, ハプトグロビン, 不飽和鉄結合能（UIBC）, フェリチン
		溶血性貧血	ウロビリノーゲン	貧血（全般）の検査, 網赤血球数	Bil
		再生不良性貧血		貧血（全般）の検査, WBC, PLT, 網赤血球数, 出血時間, PT, 血液像	Fe, フェリチン
		巨赤芽球性貧血		貧血（全般）の検査, 血液像	血中vitamin測定
	白血球	白血病（急性・慢性）		RBC, Hb, Ht, WBC, PLT, 赤血球恒数, 白血球分画, 骨髄像, PLT, 網赤血球数, PT, APTT, ESR	AST, ALT, LDH, ALP, CRP, BUN, Cr, UA, Bil
	血小板	紫斑病	尿蛋白, 尿沈査, 尿潜血	RBC, Hb, RBC, WBC, PLT, Hb, Ht, 白血球分画, 血小板機能検査, PT, APTT, FDP	
	血液凝固因子	血友病		PLT, PT, APTT, FDP, Dダイマー	
		播種性血管内凝固症候群	尿潜血	WBC, Hb, PLT, PT, APTT, FDP, Dダイマー, フィブリノーゲン, ESR	CRP, BUN, Cr, AST, ALT, AMY
リンパ系	リンパ節	悪性リンパ腫	髄液検査	RBC, WBC, PLT, Hb, Ht, ESR, PT, APTT, 白血球分画	AST, ALT, LDH, LDHアイソザイム, ALP, CRP, BUN, Cr, UA, Alb, 血清蛋白分画, 電解質
造血器系	骨髄	多発性骨髄腫	尿蛋白, BJP	RBC, WBC, PLT, Hb, Ht, ESR, PT, APTT	AST, ALT, LDH, LDHアイソザイム, ALP, CRP, BUN, Cr, UA, アンモニア, Alb, 血清蛋白分画, 電解質
内分泌系	下垂体	尿崩症	尿量, 尿比重	RBC, WBC, PLT, Hb, Ht	電解質, BUN, Cr, UA, ADH
	甲状腺	甲状腺機能亢進症 甲状腺機能低下症		RBC, WBC, 白血球分画, Hb, Ht, ESR	AST, ALT, LDH, CPK, ALP, TC, HDL-C, TC, T3, T4, フリーT3, フリーT4, TSH, CRP
	副甲状腺	副甲状腺機能亢進症 副甲状腺機能低下症	尿中カルシウム		血清カルシウム, 血清リン, 血清マグネシウム, PTH, BUN, Cr, ALP
	副腎皮質	クッシング症候群	尿中カルシウム	WBC, 白血球分画	血中コルチゾール, ACTH, 電解質, BS, HbA1c
		アジソン病	尿中17-OHCS, 尿中17-KS	RBC, WBC, 白血球分画	血中コルチゾール, ACTH, 電解質, BS
代謝系		糖尿病	尿糖, 尿量, 尿比重, 尿蛋白, 尿ケトン体		BS, OGTT, HbA1c, 電解質, BUN, Cr, ケトン体, 血中インスリン濃度, TC, HDL-C, LDL-C, TG
		痛風	尿pH, 尿潜血, 尿蛋白	WBC, RBC, PLT, Hb, Ht, ESR	UA, BUN, Cr, 電解質, TC, HDL-C, TG, BS, CP
		脂質異常症	尿蛋白, 尿pH	WBC, RBC, PLT, Hb, Ht	AST, ALT, LDH, ALP, γ-GT, AMY, BS, HbA1c, TC, HDL-C, LDL-C, TG, β-LP, Bil, TP, Al, UA, BUN, Cr, chE
		骨粗鬆症	尿中カルシウム		電解質, ALP, ALPイソザイム, 副甲状腺ホルモン, カルシトニン, フリーT3, フリーT4, BUN, Cr
その他		関節リウマチ	尿蛋白, 尿潜血, 尿沈渣	RBC, Hb, WBC, PLT, ESR	Fe, AST, ALT, BUN, CRP, Alb, TC
		SLE	尿蛋白, 尿沈渣, 髄液IgG	RBC, WBC, ESR, PLT, Ht, Hb	AST, ALT, CRP, Alb, BUN, Cr, CPK, BS